大家一起來練功

經典中的養生練氣法

許教心 著

《推薦序》深入淺出 一探道學究竟

梅花氣功大師 黃文志

上醫治病之先

身心的健康、平衡、放鬆，似乎是現代人最迫切的課題，但往往認真面對此課題的人，總已病入膏肓到了後悔莫及的階段，鮮少人懂得在恣意揮霍先天能量前，好好掌握永續維持的修練契機。試問，若人體可以如同雲端儲存系統般，在平時預先儲值備電，需要時再從庫存調度能量使用，缺乏時又有可以充電的方式，你會願意嘗試嗎？參考前人的智慧，綜合現代人生活經驗，試著從理解理論與身體力行中體悟道家的養生哲學。

智慧溯往納今

本書全文以前人智慧的古籍出發，舉凡《黃帝內經》至老莊思想，繼承聖賢智慧與能量，輔以現代人熟悉的字彙及語言，加上常人可以理解的舉例方式，古今貫串，讓讀者藉由深入淺出的穿針引線，有機會一探道學功法，進而體驗箇中奧妙。

功夫經歷轉化

作者長年習道，無論是功夫本身亦或是背後哲理，都能有自己內化後再詮釋的思想，並加以轉換為淺顯易懂的文字，應有助於大眾對一般功法的研習與精進。文中諸多談及練功的境界，將文字與功法巧妙串接，看似陳述事實，背後卻蘊藏功法，實虛之間還需要作者以親身體驗感受後，才能信手拈來，從自然、醫學、科學、人文、生活……等方面進行解說，實屬難得的切入角度。

說理深入淺出

以天、地、人的脈絡，從認識、常識、知識、意識，由和讀者切身相關的議題切入，深入探究生命宇宙天人合一的運行，提綱挈領地將道學理念的精粹再分享。對於諸多從健康、養生、心靈追求層次的讀者來說，除了滿足一探道學究竟的需求外，每個章節都內嵌許多深奧的修行功法，文字不僅只是字面意涵，如果修練的境界有達到，細細重新咀嚼後，讀者必有另一層次的心領神會。

道法源於生活

道學有趣的地方，除了道理貫串千年外，就是生活中俯拾即是的體悟，舉凡行、住、坐、臥，乃至與人、大自然相處都是珍貴的教材與修練的方式，未必要到深山閉關。大隱於市，小隱於野，生活中亦能找出修練題材。「道」存在於你我周遭，自古以來皆是。然而，道學之所以高深奧妙，無非宇宙間萬物包含天、地、人的運行，大都可以「真理」貫之。生活各種現象皆有可相對應與驗證的道理。

經驗承先啟後

為了傳承老祖先的能量與智慧，修道人士如作者，能以自己親身經驗為題材，將千百年的精華，以現代讀者可以理解的方式撰寫，把深厚的基礎轉化為令人容易接觸的語言，為想一探究竟的讀者開立一扇門窗，也為傳承盡上一份心力，實屬難得與感動。在西方醫學充斥的現代社會中，需要更多不遺餘力的同好，將前人智慧結晶展延開來，在珍貴的寶藏與求道的眾生間，建立起探究的祕境，完成道脈延續的重責大任。

《推薦序》妙傳苦修孕結晶

IGS天賦智能教育學院院長　丘仲安

在這大千世界中最高明的學問都是在研究人的學問。天地之間，萬物具備，莫尊於人，而人體之保全又賴於天地滋養，違之則病。故欲長命百歲，端賴養生有道。而習練內（氣）功便是能充分挖掘人身自我潛力的根本。

認識許兄十多年，他雖然是理工科的高材生，也一直服務於高科技界，但其人文素養及對中國傳統五術的喜好與領悟非常人可及。

做為本書的催生者，這本書的誕生也是一段有趣的傳奇。許兄沉浸於梅花道功二十多年，數十年如一日勤練不輟，其持久的意志力委實驚人，唯梅花道功承襲全真龍門宗丘祖師先天功法，讓一度困於後天境域，而無法順利攀越進入先天境界的許兄沮喪不已。

在一次茶敘中談到妙傳與苦修之區別而心有所感。妙傳需有天賦體質，再經師傅的點竅加持，才有機會能立地得傳，而大部分人皆須苦修循序漸進，一步一腳印去累積突破。但是梅花道功的傳承似乎重妙傳而忽苦修，教導過程中也是信手拈來，常無一定章法，讓一般習練者有時很難有所適從，往往須獨自摸索，徒使修行過程倍增困難。我以出書的過來人身分鼓勵他，何不將自身的體悟條理化、規則化，讓後學者有所借鏡，可省下摸索的時間，於是許兄遂發心想完成這艱難任務。

在幾次練功入神、靈臺澄明中，隱隱得到祖師的允准與鼓勵，讓許兄二十多年的練功經驗得以訴之文字，而終有此書的誕生。

修身養性在中國五術，山醫命相卜，乃歸於山的部分。山道即仙道。仙字是一個人字旁加上一個山，就字義上或可解為人與山齊，所以養生有成或祝人長壽，便有句成語曰「壽比南山」此之謂也。也是人類向大自然學習的智慧結晶。自古到今無數的人透過自身鍛鍊，經驗累積，代代傳承而有今日的結果。

許兄為人平易中不失嚴謹，而文章卻是易懂且流暢，不需具備對中國傳統陰陽五行的深厚瞭解也能得窺堂奧。將艱澀難懂的古典和前人殫精竭慮的心血結晶，以常人易懂的筆調一一詳述。全書各個章節可以自成一篇獨立的論述，或依著起、承、轉、合的章法也能循序漸進，由淺入深的對道家功法有一通盤瞭解，達到簡單易懂進而通達的目的。

本書重在練功原理的探討，作者以其深厚西方科學的背景，以淺顯的舉例、比喻、圖示，從一個科學人的角度來看練功的原理，讓人不需在古文字堆裡打轉，由理論到實際的修練均有所陳列。

我們追求養生之道當然不希望漫無頭緒章法，而疲於奔命，愈練愈茫然。有此書的喻意讓我們更能輕鬆體會練功的原本，只要用心體會自能勘透其中道理，做到性命雙修，福慧雙全，從而達至圓滿人生的境地。

《自序》勤於練功，養生自在無形中

「練武不練功，到老一場空」，這句話是自古流傳對習練武術者的一種告誡，也可以說是一番提醒。「武」指的是形之於外各式各樣的武藝技術，「功」則是相對於內在應該蓄積的能量，基本上與本書所要介紹的練功，或者說是鍛鍊內功是息息相關的。

武術家習練內功為的是培養精、氣、神的能量，而無獨有偶的，修行者也會藉由內功鍛鍊來改造身、心、靈的素質。前者講究的是養精蓄銳，後者為的是明心見性。由此可見內功訓練可以是肉體的，也可以是精神的；可能是有形的，也可能是無形的；是後天的，也是先天的。從現代人的眼光來看，既然內功有益於精、氣、神的培養與身、心、靈的改造，無疑地，對一般人追求健身、養生來說，習練內功也應該是一項非常理想的利器。

內功的鍛鍊從最古老的導引術、五禽戲、八段錦，以及重視內功訓練的內家拳術，如太極拳、八卦拳、形意拳等，到道家內、外丹功的修練，佛家顯、密宗的各式修行，還有瑜珈術、圓極舞、香功……等，現代人發展出來的各種功法，琳琅滿目讓人目不暇給。不過，不管是什麼樣的功法，大抵都是從呼吸、身體和心態著手，來達到鍛鍊的目的，也就是所謂調息、調身、調心的手段。

總的來說，習練內功的方法大都可以歸納於佛家或道家的修行方式。佛家方面有的是各大名山的宗教大師和八萬四千法門的佛傳經典，可指導追隨者如何練功修行。倒是道家，雖然也有不少經書典籍流傳於世，但由於普遍缺乏明師指點，因此坊間的道家據點，很多變成民俗信仰的道教宮廟，而不少記載實務修練道功的經典，也渾然不覺的淪為芸芸眾生的迷信，或成為江湖術士用來混口飯吃的奇門幻術。

筆者有幸能拜於正統道家門下，三十年來除了耳濡目染，也身體力行的沉浸於內功鍛鍊之中。雖然其中或因福緣不足、或因業障仍深，不論如何總是至今仍夙夜匪懈的苦修於道法之中。

說來練功並不止於功法的勤練，若能讀讀前人的思想經論，再與自己所學所練相互印證，往往會產生更多的領悟。寫此書，除了是自己的階段心得，同時也期望能幫助有心於練功的同好，可以快速的掌握所謂練功的條理。

前面提過，練功是拳術、是修行、是健身、是養生，或許也可以說：練功本質上更是一種生活的態度或生命的哲學。雖然說練功可從呼吸（息）、姿勢（身）、心性（心）等三方面來調整身體，但真正最關鍵的還是調心的訓練。身、息的鍛鍊總難逾越後天的框架，真正得以超凡入聖，擺脫後天、進入先天境界的，只有本心本性的還真歸源。

《金剛經》說「應無所住而生其心」，《道德經》說「為學日益，為道日損」，箇中真意盡在其中。借用詩人陶淵明的話來說，正是：「此中有真意，欲辯已忘言。」

許教心

自序於壬辰年 立春之後

—contents—

Part · 1

卷起

練功養生　性命雙修

《認識篇》

《第一篇》

延年、益壽、活百歲

古今養生第一奇書《黃帝內經》在第一篇文章〈素問・上古天真論第一〉開場，就是黃帝問天師歧伯一個千年來大家都很關心的問題：

余聞上古之人，春秋皆度百歲，而動作不衰；今時之人，年半百而動作皆衰者，時世異耶？人將失之耶？

上古時候的人是否大部分都能活過百歲而且動作仍舊靈活，這似乎很難考證。不過，現代人雖然號稱科學昌明，但就算是平均壽命名列前茅的日本女性，超過百歲的婆婆媽媽也只是少數，所以才有「人瑞」的稱呼，表示這種情況的稀有和難得。目前醫學從基因圖譜的研究，推斷人類可享有的天年，理論上大約在一百二十歲左右。但現實是，很多人還是跟《黃帝內經》那個時代的人差不多，才年過半百就已髮禿齒搖、動作遲緩，甚至百病叢生。讓我們不禁要和黃帝一樣去思考，到底是外在環境變壞？還是人類作踐自己？因此，經過數千年的歲月，人的壽命還是很難突破百歲盡享天年。要探討這個問題之前，先來看看天師歧伯回覆黃帝的話。

歧伯對曰：上古之人，其知道者，法於陰陽，合於術數，食飲有節，起居有常，不妄作勞，故能形與神俱，而盡終其天年，度百歲乃去。今時之人不然也，以酒為漿，以妄為常，醉以入房，以欲竭其精，以耗散其真，不知持滿，不時御神，務快其心，逆於生樂，起居無節，故半百而衰也。

基本上，岐伯對這個問題給了正反兩面的答案。前半段是正面的說法，懂得天道的人「法於陰陽，合於術數，食飲有節，起居有常，不妄作勞」，所以能夠「盡終其天年，度百歲乃去」。後半段屬負面的描述，當時的人「以酒為漿，以妄為常，醉以入房，以欲竭其精，以耗散其真，不知持滿，不時御神，務快其心，逆於生樂，起居無節」，才搞得精竭神渙，不但活不到一百歲，年紀才過五十，身體狀況就明顯走下坡。

回頭來檢視現今的我們，因為物質文明的抬頭，整個社會對於名利的追求更甚於以往。就個人而言，因而生活步調變快、工作壓力加大，就算不「以酒為漿，以妄為常，醉以入房」，也會因「不知持滿，不時御神」而「竭其精，散其真」，更何況一些習於物慾享受的人，那更是「務快其心，逆於生樂，起居無節」。

所以，縱然現代人有比古人更發達的科學、更進步的醫學做為健康上的護身符，但人類整體平均壽命還是所增有限，仍舊無法達到「盡終其天年，度百歲乃去」的目標。也就是說，如果按照岐伯的觀點，光是負面表列消極禁止不利於健康長壽的行為，以現代人生活的現實，仍然一樣不容易避免，那麼對於有益於長命百歲的正向積極做為，是否也是難以付諸實現？照理對一般有心於養生保健的人士來說，正面積極的「食飲有節，起居有常，不妄作勞」應該只是基本的生活規範，不過，若要進一步「法於陰陽，合於術數」，可能會有相當比例的人不知所以。以現下從小學到大學所編列的課程，陰陽、四象、干支、五行等與《易經》、黃老思想一脈相承的學說，並不是必修的學分，有時反被貶為九流之術，因此一般人對於這方面的認知往往相對貧乏。

其實陰陽術數的法則，不管你認不認識、喜不喜歡，它一直存在於大自然甚至萬物體內。據現代科學的理論，天地之所以有四季的變化，乃是因地球環繞太陽公轉，使陽光照射在各地方的角度跟著改變而產生的現象。又每天日夜交替，也是地球自轉，相對地，太陽隨之朝升夕落所造成的結果。

這兩者都是日常生活中與人類朝夕相處的陰陽變化法則之一，只是多數人已無「法陰陽，合術數」的概念，不要說不知順應一年四時的變化來調整生活的步調，連每天「日出而作，日沒而息」的簡單陰陽法則也幾乎置之不理，熬夜飲酒作樂、上網線上遊戲……等夜夜笙歌的生活習慣到處可見；再加上飲食習慣的不當，外食、偏食、速食、飽食和精緻飲食等，早餐變成早午餐（Brunch）、晚餐外加宵夜。難怪很多原屬老人才會有的病變，現在中年人也可能發生這類問題；而本來到中年才會出現的疾病，如今發病的年齡也不斷提前。這些都是長期「逆於生樂，起居無節」所帶來的後遺症。

按歧伯的說法，人的生活起居如果能配合天地的陰陽節奏，對於肉體、精神的保健都會大有助益。一般來說，一年四季就是：春生、夏長、秋收、冬藏的輪換。順應這四個季節的特性，《黃帝內經・素問・四氣調神大論第二》更進一步闡述在生活起居上，可以如何具體配合。原文如下：

春三月，此謂發陳，天地俱生，萬物以榮，夜臥早起，廣步於庭，被髮緩形，以使志生，生而勿殺，予而勿奪，賞而勿罰，此春氣之應養生之道也。……

夏三月，此謂蕃秀，天地氣交，萬物華實，夜臥早起，無厭於日，使志無怒，使華英成秀，使氣得泄，若所愛在外，此夏氣之應養長之道也。……

秋三月，此謂容平，天氣以急，地氣以明，早臥早起，與雞俱興，使志安寧，以緩秋刑，收斂神氣，使秋氣平，無外其志，使肺氣清，此秋氣之應養收之道也。……

冬三月，此謂閉藏，水冰地坼，無擾乎陽，早臥晚起，必待日光，使志若伏若匿，若有私意，若已有得，去寒就溫，無泄皮膚，使氣亟奪，此冬氣之應養藏之道也。……

時下「養生之道」也算是社會熱門話題，看了《黃帝內經》這段文章才會明白，現代人所謂「養生之道」只是概括性說辭，原來「養生」是配合「天地俱生，萬物以榮」的春氣，只照顧了一年中四分之一時間的健康，必須緊跟著四時陰陽變換，依序在夏天「天地氣交，萬物華實」的季節「養長」、秋天「天氣以急，地氣以明」的時候「養收」、冬天「水冰地坼，無擾乎陽」的月份「養藏」，才算完整的四時「養生之道」。

當然師法四季的陰陽消長只是平常應有的陰陽之道，還有每日的「子午抽添」、「卯酉沐浴」，每年隨著節氣更替的「一陽來復」❶，個人體內三陰三陽的經脈❷以及陰陽必須相濟的內氣❸……等，從天地大宇宙到人體小宇宙，處處都存在著各式各樣陰陽法則。當然如果要刻意遵循這麼多規範，生活可能會變得寸步難行，所以如果有一套合乎陰陽術數的養生、長、收、藏之道，讓有興趣者能適時實踐，就可在生活中自然順應天道，朝活百歲、享天年的目標前進。本書要談的「練功」正是以這樣的養生、長、收、藏之道為本的修練功法。從卷首練功的〈認識篇〉，接著〈常識篇〉、〈知識篇〉，到卷末的〈意識篇〉，透過起、承、轉、合，幫助大家對練功養生建立正確的基本觀念。

《黃帝內經・素問・上古天真論第一》後面還提到，古時候有四種人就是因為養生得法，而活得健康長壽，值得今人觀摩借鏡。文中說：

> 黃帝曰：余聞上古有真人者，提挈天地，把握陰陽，呼吸精氣，獨立守神，肌肉若一，故能壽敝天地，無有終時，此其道生。
>
> 中古之時，有至人者，淳德全道，和於陰陽，調於四時，去世離俗，積精全神，遊

行天地之間，視聽八達之外，此蓋益其壽命而強者也，亦歸於真人。

其次有聖人者，處天地之和，從八風之理，適嗜欲於世俗之間。無恚嗔之心，行不欲離於世，被服章，舉不欲觀於俗，外不勞形於事，內無思想之患，以恬愉為務，以自得為功，形體不敝，精神不散，亦可以百數。

其次有賢人者，法則天地，象似日月，辯列星辰，逆從陰陽，分別四時，將從上古合同於道，亦可使益壽而有極時。

第一等稱為「真人」，能「壽敝天地，無有終時」。第二等是「至人」，基本上與「真人」相去不遠。第三等人就是所謂的「聖人」，可以「形體不敝，精神不散」而活到百歲之數。至於第四等的「賢人」，差不多也能極盡天年才凋敝。基本上這四種人在生活上皆能如前面所說的「法於陰陽，合於術數」，所以才有盡天年活百歲的機會。記得小時候師長要我們讀聖賢書，是期望每個人長大後能效法先聖先賢，做一個對社會國家有用的人，沒想到居然聖賢也是擅於養生的人，值得大家在讀聖賢書之外，還可「法聖賢道」正確養生，「使益壽而有極時」。

註釋

❶ 請參看本書第二二〇頁，第二十篇〈一陽來復〉。
❷ 請參看本書第一〇四頁，第十一篇〈氣脈網路〉。
❸ 請參看本書第七〇頁，第八篇〈調息：腹式呼吸〉。

《第二篇》

西醫、中醫、民俗療

現代科學進步，文明發達，使人們生活品質改善，壽命也跟著延長。但不幸的是，各式各樣的疾病也隨著增多，尤其年齡慢慢增長之後，只要稍有懈怠，疾病就會悄悄進駐體內，輕者吃藥、打針，重者住院、開刀，有的則是被病魔所纏，終生揮之不去。

目前對付疾病的主流醫療體系就是西醫和中醫。但中醫和西醫對於醫療的觀念，從根本上就有很大的差異。西醫依據人體生理解剖的認識來醫治病人，所以，對一些肉眼或儀器能直接觀察到的病灶就有很好的療效，但對一些只有數據不正常的系統性疾病，就因無法掌握明確標的而不能有效醫治。

像現代人常見的三高問題：高血脂、高血糖、高血壓，只能終生服藥控制，沒有辦法從根去病。再說人體結構本就極為繁瑣複雜，要從細部加以了解調理，幾乎醫不勝醫、治無從治，好像病種、病菌、病毒愈治愈多，且沒完沒了。至於中醫則是將人體當作一個系統看待，比較不去面對個別的器官組織，而是從相對應的能量（氣血）變化來探究問題所在。依照中醫學理論，人體內佈建了一個氣（經）脈網路，脈裡脈外都有能量不停的在運行流通，流動的能量會反映體內的生理機制是否運作正常。氣脈網路主要有十二正經脈系統與五臟六腑等重點器官相連結。脈路分佈綿密，除了主經要道，還有細分出去的別經、絡脈、孫脈等分支貫穿全身。當然還有奇經八脈、四大氣街等，配合十二正經脈系，形成一個動態的人體結構系統❶。

這個以氣脈為主的動態人體系統，至少經過了千年以上的臨床應用實證。但整個系統似乎沒有多大的增、刪、修改，並不是理論已相當完備無瑕，所以增一分過多、減一分太少，而是自古以來，這套系統就缺乏全面性的科學實驗，可在理論與應用之間來回辯證，做適當的回饋修正，所以無法跟著時代的演進調整，以滿足目前環境需要。近年來，整個氣脈系統的理論，似乎慢慢從中醫體系退居第二線，主要是因為在治病的療效上不及西醫顯著，導致中醫只好仰賴西醫的理論來斟酌投藥治病。甚至有人認為中醫幾乎只剩醫藥，而不再有醫理存在。

時下對於治病的概念主要是以西醫體系為主，西醫不能醫治或根除的病痛才找中醫試試看。若連中醫也無能為力，這個時候就換坊間民俗療法上場，從氣功療法、飲食療法，到各種按摩、拍打、整脊、刮痧、拔罐等，八仙過海各顯神通。其實傳統中醫本就有砭、針、灸、藥四種治病的手段，而且施行的優先順序也是從砭到藥。所謂砭是指砭石刮皮肉，相當於現在的刮痧方式；針就是用針刺經脈上的穴道；灸則是透過燃燒像艾草等傳導物，將熱從穴道傳至經脈；至於藥，當然就是藥物治療。這個治病順序是從外圍傷害身體最小的模式著手，所以如果用砭就能醫治的病，就不須針灸吃藥，療效不佳才改針刺或進一步灸燒，只有砭、針、灸都不能克服的病，才考慮服藥從體內去病。因為大部分藥都帶有毒性，往往會有不好的副作用，非到不得已不輕易使用。不過，現在的醫療觀念已經演變成以藥治為主，其他醫療手段都只是配角式的治病方法。

自古之所以會有這麼多治病方式，其實也是因地制宜，在各處隨之發展而來的。《黃帝內經・素問・異法方宜論第十二》就對這些治方的源流，做了一番描述。

黃帝問曰：醫之治病也，一病而治各不同，皆愈何也？

岐伯對曰：地勢使然也。

故東方之域，天地之所始生也，魚鹽之地，海濱傍水，其民食魚而嗜鹹，皆安其處，美其食，魚者使人熱中，鹽者勝血，故其民皆黑色疏理，其病皆為癰瘍，其治宜砭石，故砭石者，亦從東方來。

西方者，金玉之域，沙石之處，天地之所收引也，其民陵居而多風，水土剛強，其民不衣而褐薦，其民華食而脂肥，故邪不能傷其形體，其病生於內，其治宜毒藥，故毒藥者，亦從西方來。

北方者，天地所閉藏之域也，其地高陵居，風寒冰冽，其民樂野處而乳食，藏寒生滿病，其治宜灸焫，故灸焫者，亦從北方來。

南方者，天地所長養，陽之所盛處也，其地下，水土弱，霧露之所聚也，其民嗜酸而食胕，故其民皆緻理而赤色，其病攣痺，其治宜微鍼，故九鍼者，亦從南方來。

中央者，其地平以濕，天地所以生萬物也眾，其民食雜而不勞，故其病多痿厥寒熱，其治宜導引按蹻，故導引按蹻者，亦從中央出也。

故聖人雜合以治，各得其所宜，故治所以異而病皆愈者，得病之情，知治之大體也。

原來古時各地方因為環境、飲食不同，造成人的體質不同，所以會產生的疾病也不太一樣，因此才發展出各具特色的治病方法。像東方濱海，居民愛吃鹹、常吃海產類食物，所以容易生的病適合以砭石治療，因此，砭石來自東方；西方沙石之地，水土剛強，人民吃的東西多油脂，風邪不易從外入侵，疾病往往生自體內，適合吃藥從裡面治病，所以藥毒從西方傳入；北方風寒冰冽，那裡的人常處風寒又喜歡乳食，容易藏寒生滿病，宜用灸焫治病，所以灸治起於北方；南方陽盛，霧露潮濕，當地人喜歡食酸和動物內臟，因而引發的病痛要用針刺來醫，是故針道是南方來的醫術；中央地勢平坦濕潤，萬物都能生長，該區的人習慣雜食而又缺乏勞動，應以導引按摩調理疾病，所以導引按摩是中央地區的產物。

現在很多民俗療法，也都是從《黃帝內經》所提的這些醫病手段衍生而來。而這些來自各方的療病方式，如果能掌握它們原始的特性，對於可以適用的各種病症，照說應該有很好的療效，只是因為不再是正式的醫療行為，沒有具公信力的認可機制，難免良莠不齊，一般人很難辨別其中優劣，有時為了治病反而引來更多的問題。既然吃藥治病並不是什麼真正的萬靈丹，而其他非主流的民俗療法也不是那麼可靠，那平時自我的保健養生就顯得重要而且必要了。

在《黃帝內經・素問・移精變氣論第十三》中提到遠古時代的人，因為居住於自然環境之中，而且又過著恬憺的生活，所以病邪不容易深入體內，生病時可經「祝由」的手段而「移精變氣」，將病邪驅除。原文為：

黃帝問曰：余聞古之治病，惟其移精變氣，可祝由而已。今世治病，毒藥治其內，鍼石治其外，或愈或不愈，何也。

岐伯對曰：往古人居禽獸之間，動作以避寒，陰居以避暑，內無眷慕之累，外無伸宦之形，此恬憺之世，邪不能深入也。故毒藥不能治其內，鍼石不能治其外，故可移精祝由而已。當今之世不然，憂患緣其內，苦形傷其外，又失四時之從，逆寒暑之宜，賊風數至，虛邪朝夕，內至五藏骨髓，外傷空竅肌膚，所以小病必甚，大病必死，故祝由不能已也。

「祝由」用白話來說就是禱告、唸咒、畫符等術法。電影中常看到一些居住於原始部落的族群，由巫師或祭師口中唸唸有辭，為人驅邪治病的劇情，「祝由」大概就是那樣的場景。據天師岐伯的見解，病邪可藉「祝由」來終結，主要是「移精變氣」的效果。

「移精變氣」應該類似練功的「煉精化氣」。因為古人心思單純、肉體潔淨，所以巫、祭師們有可能經由術法，將病患體內的原始精氣能量化為元炁，來幫助病者用自己的內氣治病❷。這種情況類似現代的氣功療法，只不過現在的氣功師是用自己的外氣幫患者加持，而「移精變氣」是轉化病人自身的精能為內氣來自我調理。同是氣功醫病，只是氣有內外之別。

無奈，不管是黃帝時期，還是二十一世紀的現代人，都已因「憂患緣其內，苦形傷其外，又失四時之從，逆寒暑之宜」，使得「移精變氣」幾乎變成天方夜譚，只有藉著修行練功的方式，找回純淨的身心，才有可能重啟體內的氣機，「煉精化氣」讓自己成為自己最佳的健康守護神。

註釋

❶ 請參看本書第一〇四頁，第十一篇〈氣脈網路〉。
❷ 請參看本書第一一八頁，第十二篇〈氣的家族〉。

《第三篇》運動、練功、養生法

曾經有一則笑話，敘述一位經常在山區跋山涉水送信的郵差，某天因生病去就診，結果醫生開給他的藥方，居然是要多到郊外健行、從事爬山等運動。雖然這是笑話，不過卻提示了幾個觀念：

其一，同樣的登山走路，但如果是工作就變成了勞動，而不是運動。主要的差別當然是心情不同，從而對身體產生的影響也跟著不一樣，兩者對健康的好處有天壤之別。

其二，「運動有益健康」是實實在在的事情，不止是口號，所以醫師經常會建議病患多做運動，特別是針對現代人常見的「三高」，也就是高血壓、高血脂、高血糖三種慢性文明病的患者。

其三，運動的項目以及內涵相當多元，必須選擇適當而且正確的運動，對於健康才會有良好的效果。

運動有各種不同的目的，例如專業運動員可能是為了比賽或表演，一般人則是因興趣、休閒或健康等因素而運動，而部分人也許因病或病後需要用運動來調理身體。無論如何，只要是為了健康而運動，都應該建立運動量是否適度的觀念，否則不僅對健康沒有好處，有時還適得其反，對身體造成傷害。

所謂運動量是由運動強度和運動時間兩項指標構成，而運動強度又是根據運動時肌肉細胞的耗氧量而定，這部分通常可由心跳或脈搏的速率來反應。有效的運動一般需要每天一至二次，每次三十分鐘以上，一週至少有四天的運動時間。至於運動強度，通常是以讓心跳達到至少每分鐘一百三十次為目標，不過對於年長或身體狀況不佳者，必要時可依自身體能酌量降低強度，以免超出負荷。

另外，如果因病況考量，最好能就教於專業醫師，確認適合個人的理想運動量。運動不適量，對健康自然無法有正面的影響，譬如運動了半天，心跳僅微幅或甚至沒有增加，或者在停止運動後二至三分鐘，心跳很快又回復正常，這是運動量不足，對身體幫助不大；相反地，若運動後氣喘、胸悶、食慾降低，或過了十五分鐘之後，心跳仍舊不能平緩，有時還延續到隔天全身痠痛、精神不濟，顯然都是運動過度的現象。最重要的一點，運動要對健康產生效果，一定要持之以恆，最好能將之融入生活，變成生活的一部分，如此一段時期後，才會真正改善身體的狀態。

正確的運動雖然對健康有益，但光靠生理上的鍛鍊就想要遠離疾病、長命百歲，其實遠遠不足，看大部分運動選手並不見得比一般人活得長久就可明白，更何況有些職業運動員，還會因長時間處於競賽的壓力之中，罹患各種疾病。反而是一些從事身心和諧的人文藝術工作者，往往活了百歲左右才遠離人世，例如國畫大師張大千、攝影名家郎靜山、布袋戲前輩李天祿等。可見精神的平和、放鬆等心理層面的維持，也是避免病痛、邁向百歲不可或缺的因素。就這方面而言，練功所能帶來的效益，就比單純運動要來得明顯。

練功的歷史可以追溯到春秋戰國時期，《莊子・養生主篇第三》中提到：

緣督以為經，可以保身，可以全生，可以養親，可以盡年。

還有《莊子・刻意篇第十五》也提到：

吹呴呼吸，吐故納新，熊經鳥申，為壽而已矣。此導引之士，養形之人，彭祖壽考者之所好也。

《黃帝內經・素問・上古天真論第一》也有「法於陰陽，合於術數」、「提挈天地，把握陰陽，呼吸精氣，獨立守神，肌肉若一」等文字敘述，這些都是練功的相關記載。另外，一九七三年在長沙馬王堆漢墓出土文物中，更發現彩色繪製的導引圖，上面描繪著當時的人練功時各形各式姿勢，可見練功強身養命由來已久。

這裡所說的練功，是一種除了肢體的運動外，還要加上呼吸調整及心性鍛鍊的功夫，就是所謂「調身」、「調息」、「調心」三種方式配合訓練的功法❶。

這些功夫若以動作有無來分，有動功、靜功、動靜功三種；因鍛鍊目標不同又分為氣功、內功、武功等類別。

氣功以練氣為主，功法繁多，如按行氣種類，約略可分內氣功、外氣功、混元氣功等功法。內功則以鍛鍊身體內部生理、心理等功能為目的，自古以來的功法更是包羅萬象，如八段錦、五禽戲、十三勢、易筋經、導引功、站樁功、靜坐……等皆屬內功的範疇。如果是用拳術形式來表現的功法，就是武功，這方面大致也有外家拳和內家拳的區分。

當然，有些功法是結合多重目標於一身，因此，既練氣又能練武，既養命也可修性，例如太極拳是內家拳法，同時也具有氣功的內涵；梅花拳則以武入道，是武術也是高深的內功。

原始練功的方式是從導引而來，所謂導引，包括導氣和引體兩個部分，對應於現代又稱作調息和調身。調身的功法，剛開始大半以大自然的飛禽走獸為學習對象，例如神醫華佗所創的五禽戲。調息就是行氣、練氣，也可以說是最初步的氣功。練氣的基本概念是將人體視為一個密閉系統，據《黃帝內經・靈樞・百病始生第六十六》所言：

風雨寒熱，不得虛邪，不能獨傷人，卒然逢疾風暴雨而不病者，蓋無虛，故邪不能獨傷人，此必因虛邪之風，與其身形，兩虛相得，乃客其形。

生病乃是因虛弱的身體遭逢邪氣入侵的結果，所以如果能經由氣的鍛鍊，使體內空間充滿有益的真氣，一來身體內部就沒有餘地讓邪氣趁虛而入，因此不致引發疾病；二來當病邪占據身體引起病痛時，可導引充沛的真氣將邪氣驅逐，如此就可以恢復健康。這也是自古流傳練氣、行氣，用氣功養生保健的基本道理。

談到練功的體系，現下大抵非佛即道，非道即佛。不過，佛道兩家對於修行練功有不同的見解。大致來說，練功修行有「性功」與「命功」的區別。

佛門弟子一向偏重心性的修持，如禪宗的禪修、天台宗的止觀法門，這些都是著重於「性功」的修練。

佛家認為人身難得，而生命又僅區區數十年光陰，與累世業劫相較，顯得如蜉蟻生命般的短暫，所以不必浪費時間去鍛鍊肉體這個臭皮囊，應該直接在心性上用功夫，以期能早日「見性成佛」。這與道家修行的觀點就有根本上的差異。

修道者講究「性命雙修」，也就是說「明心見性」。雖然是最終目的，但在世間的這數十年，若沒有一個健康自在的生命，又如何能用這個身體來修行得道？

所謂「性命同出一源，立命正所以養性也」，所以除了修心的「性功」，還要有鍛鍊身體的「命功」。

至於「性」、「命」的功夫又是什麼定義？要如何進行修練？道書上說：

性者，先天一點靈光；命者，先天一點祖炁。

修性、修命通常要追溯到生命成形之前，抓住最源頭的那一點靈光、祖炁，不斷加以鍛鍊，使先天的氣機可以重新啟動，甚至回復先天的本性。

道家談修練喜歡用「炁」這個字，「炁」是無火的氣。一般人體呼吸的空氣和飲食入胃的穀氣都是帶火的氣能，氣能就是氣的能量，《黃帝內經》稱之營氣和衛氣❷。這類的氣能量低，只能用來維持身體機能的運作，必須經過修練轉化除去火氣，變成能量較高、沒有火的炁，才會對身體有更大的好處。

修命要的正是這種氣能。而這種氣的能量在生命形成之初，從父精母血傳承了一點種子，就儲藏在肚臍後面的胎元，這就是「先天祖炁」。

練功乃從這一點祖炁種子開始，慢慢培養成一股豐沛的內炁，過關通脈滋養全身，這是「命功」修練。

「性功」要修的則是在生命未形成之前就已存在的靈性，因此無法用後天的肉體去探求，只有將後天的各種屏蔽汙染清除，回復最初始狀態的本「心」，再用這個「心」直接感受先天本性，這樣的修練過程，也就是佛教禪宗所說的「明心見性」、「見性成佛」。總結來說，性功是心理的，屬精神思想層次；命功是生理的，屬肉體機能層次。

本書所談的練功以養生、長、收、藏之道為主，比較接近黃老之學的道家修命層次，在練功的心態上乃以老子和莊子自然無為、順應天道的理念為本。至於修練功法的選擇，不論是太極、梅花、形意、八卦、八段錦、五禽戲、站樁、丹功、靜坐……等，原則上只要是個人有興趣，可以配合自己的需求或機緣去做決定。

不過，除了外在的功法，內在應有的基本學理認識，同樣不可不知，包括《易經》的陰陽、八卦、六十四卦理論，《黃帝內經》的經脈與行氣系統，還有干支五行的生剋制化觀念等。讓練功不只是運動，還能變成生活的意識，逐步「法於陰陽，合於術數」而達到天人合一的境界。

註釋

❶ 請參看本書第五〇頁，第六篇〈調身、調息、調心〉。
❷ 請參看本書第一一八頁，第十二篇〈氣的家族〉。

Part · 2

卷承

三調四正 道法自然

《常識篇》

《第四篇》

鬆：練功一字訣

對於想要練功養生的朋友，一開始總是迷迷惘惘，不知從何著手才能一窺堂奧，這裡提供一個最簡易的答案。它是最容易入門，卻也是最有深度、最難達到登峰造極境界的功法要訣：「鬆」。

●道「一」以貫之

現代人常常喜歡在新的一年開始，挑選一個字來代表過去一年的狀況。像發生全球金融風暴的二〇〇八年，就有人提出「亂」這個字，來代表那一年因雷曼兄弟銀行倒閉所引發的全球金融失序，而帶來百業蕭條的亂象。當然也有人乾脆就用一個「爆」字，直接描述金融泡沫被引爆所帶來的企業、社會慘狀。像鄰近臺灣的日本就以「變」字來定位他們國家二〇〇九年的情形，在那一年日本民眾因受不了長期經濟不振的困境，終於在金融風暴引爆後，以選票終結長期掌握政壇的執政黨，而選出另一個新的執政黨，希望情況能改「變」而有一個新局。

這些代表字無非就是希望以一個最簡明的字意，讓大眾能快速容易又深刻的明白當時的主要情形。

回到與練功比較相關的儒釋道三家思想。有人說儒家中心思想就是一個「仁」字。在論語中曾經提到孔夫子與學生曾參的一段對話，孔子說：「參乎！吾道一以貫之。」曾子回答：「唯。」

「唯」就是「知道」，表示曾子已融會貫通的掌握了老師的思想。但是他們師生兩人的對話像是高手過招，高來高去，並沒有露出半點痕跡來說明，到底是哪一個「一」可以貫穿夫子所有的道。所以其他的學生大部分一頭霧水，只好等老師出門後追著曾子要問個明白。

曾子的回答是：「夫子之道，忠恕而已矣！」也就是說孔夫子的思想若要一言以蔽之，就以「忠恕」二字為代表。「仁」或「忠恕」就是儒家思想的精髓。

至於佛家的思想，雖然自教主釋迦牟尼以降，闡述八萬四千法門的經典浩浩瀚瀚，但佛門「四大皆空」、「五蘊皆空」的究竟根本，也許一個「空」字，就是佛家的最佳代表。

而以老莊思想為本的道家，開山祖師老子倒是言簡意賅，一本《道德經》約只五千字，再加上《莊子》，整個道家思想明明白白，大抵就以「無為」二字做為中心思想，或者更精簡的說，就是一個「無」字。

●練功「鬆」字訣

在練功的領域裡，若也要找出一個字，讓有心練功的人能簡單明白、快速容易的掌握初步要訣，那這個字非「鬆」字莫屬。

為什麼說「鬆」是練功的基本要訣？因為練功第一步就是要把氣脈打通，而因氣脈佈建於身體內，並依存於肌肉筋絡與骨骼等組織，所以「鬆」基本上就是要放鬆肌肉筋絡，降低筋肉對氣脈緊束、壓迫、拉扯等阻塞的力量。如同使用長塑膠水管在清洗門窗等器物時，管線若遭到外力壓迫或拉扯，水的流通就難以順暢，甚至拉力、壓力太過時，管內的水根本就無法流動。氣脈的情形也是如此。

此外，除了管線本身，一些管線的轉折處或管線與管線交會處，因為更容易積存沉澱雜物，往往是管線能否順暢流通的關鍵。在人體這些氣脈的轉折交會點，最重要的就是各部位主要的關節，從上而下，身軀的頸、胸、腰；上肢的肩、肘、腕；下肢的胯、膝、踵，再加上整條脊椎龍骨二十四處關節。這些地方最容易緊繃不順，使氣血停滯難通。所以如何鬆開關節，使關節活絡、血氣保持暢通，就是「鬆」的第一步。

「鬆」的功夫一般由外而裡，由粗而細而微，初步可以放鬆的是關節部位，接著放鬆肌肉筋絡，進一步深入到身體裡面的器官組織等，最後功夫到家者會將鬆勁透入骨頭，甚至細胞，使內氣附隨骨髓一起流通。文學上提到女人風情萬種、妖媚惑人，會使用「騷到骨子裡」來形容，其實這也正是「鬆」的最高境界——「鬆到骨子裡」。

●鬆、靜、自然

那麼究竟該如何鍛鍊「鬆」的功夫？

「鬆、靜、自然」是道家修行者所提出更具體的修練法則。「鬆」就是如前段所述，在生理上、物理上對肉體所做有形的控制訓練。而「靜」則是進一步從意念著手，希望收斂心神，減少心智活動，避免各類神經被刺激，使各腺體分泌和緩、血壓平穩……等。即透過無形的意念指揮，讓大小腦、五臟六腑……等各器官的活動都能鬆緩下來。

所謂「靜而後能思、思而後能慮、慮而後能得」，可見人在動態時，經常心念也跟著動盪，雜念叢生，無法思慮有得。只有靜下心，意念專注，才可能思慮而有得。不過練功要的是「靜而不思 無慮亦無得」，也就是說練功只求內斂心神，心念要專一、要放空都可以，就是不要有進一步的作用，如此才能讓「鬆」的境界從生理擴及心理，使「鬆」的狀態逐步滲透體內更深的層面。

「鬆、靜、自然」中，所謂「自然」就是事物本來的樣子，就是事物不受後天外力影響前的原本狀態，也可以說是「不執著、不刻意、不用拙力」去造成干擾的意思。練太極拳經常會有左右兩腳交替抬起站立的姿勢，很多練拳多年的人，就是無法在單腳獨立時，平穩流暢的轉身踢腿或施展拳路。楊氏太極拳第三代祖師楊澄甫有這麼一段話：「一舉動一轉身，或踢腿擺腰，其氣喘矣，起身搖矣，其病皆由閉氣與起強勁也。」「閉氣」、「起強勁」都是刻意、不自然的現象，因為不呼吸、不當使力干擾了身體鬆柔自然的狀態，使得舉動、轉身、踢腿或擺腰都無法平穩流暢，功夫大打折扣。

● 什麼是「鬆」？

其實「鬆、靜、自然」的本意還是在追求一個「鬆」字，安靜心念即「靜」，不刻意去干擾身體原有的運作即為「自然」，最終還是會反映在「鬆」的程度上。

談到這裡，也許有人會問：到底什麼是「鬆」？其實「鬆」本來就是一種相對的感覺。有人描述旅遊的經驗，說是「上車睡覺，下車尿尿，回家再吃藥」，尤其早先在國內旅遊乘坐的遊覽車還未有衛生設備時。那個時候快速道路也沒有現在這麼發達，往往從這個景點到那個景點，動不動就是一兩個小時的車程，所以很多人都有忍尿的經驗。現代人可能只有不巧遇到高速公路大塞車時，才有這種經驗。當車子到達可以下車的地點，人衝進洗手間或坐或站在那裡解放的瞬間，就很深刻的體會什麼是「鬆」的感覺。還有平時久站之後，好不容易有個地方可以坐下；手提重物一段時間，終於可以放下……等，這些日常生活的小經驗，都可以很清楚的讓人體會如釋重負的輕「鬆」感。

● 「鬆」才是王道

「鬆」就是不緊張，是「緊」的相對。

配合呼吸時，吸氣是「緊」、呼氣是「鬆」。所以在練功時，譬如拉筋或站樁，若身體感到痠痛或緊繃無法伸屈，可以用意念守住那個地方，然後配合吐氣微微去釋放它，通常會覺得那個地方似乎鬆開了一些。如此訓練久了，慢慢就會一分一分的把身體鬆開，這是練功的訣竅。

當然真正要打通氣脈讓內氣發動，有形肉體的「鬆」只是第一步。所以還要有「靜」的功夫緩和心智活動，鬆及意志讓心念安定下來，甚至一念都不起，幾近完全關閉後天的各種感官功能，如此才有可能讓先天內氣自我運轉起來。至於鬆入骨髓則是另一種氣通的境界。而更高階的真炁或光電的流通，不只是氣脈暢通就能運轉，還要打開相關關竅配合才行。通常這是需要師父開竅才有的功夫。

上述情形可以說主要都是「鬆」的工夫，不同層次的「鬆」、不同境界的「鬆」。而進一步從廣義的角度來說，「鬆」的概念更是包含甚廣，如「放下屠刀，立地成佛」，「放下」就是「鬆」手；「無所住而生其心」，「無所住」就是「不執著」，也是「鬆」的意思；「有捨才有得」也是「鬆」。

百囀千聲隨意移，山花紅紫樹高低，始知鎖向金籠聽，不及林間自在啼。

歐陽修這首〈畫眉鳥〉相當有畫面、意境深刻的描繪了利他利我「鬆」的真諦。所以說「鬆」才是王道。

●人法地、地法天、天法道、道法自然

「人法地」從練功的觀點，就是將人體內的氣往地下排的意思，也有「鬆」的意涵。「人法地，地法天，天法道，道法自然」出自《道德經・混成章第二十五》，可以說是「鬆」的練功要訣最完整也是最終極版。

行功第一步先讓人體內的氣往地下走，即「人法地」；再吸起地層的能量一起往天上送，是為「地法天」；最後將天層的能量一起帶入人體，是為「天法道」；此後就放空或觀照的讓這股能量自然運轉，不作任何干擾，就是「道法自然」。

在大自然中，樹木等一般植物的生長，也是按照這個法則。如種子先往地下扎根，就是「人法地」；再用根汲取地下的能量往上輸送，為「地法天」；當長出莖葉後，由

人法地、地法天、天法道、道法自然

❶ 人法地

第一階段是先將人體（物）體內的能量往地下排放，或者說向下扎根，愈深則能汲取的地層能量將會愈多。

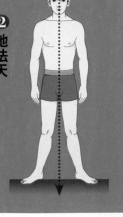

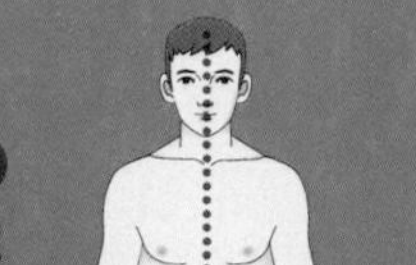

❷ 地法天

第二階段如同作用力與反作用力的關係。在前階段排向地下的能量，挾合地層的能量開始回轉，往上竄升，一直升往虛空，愈高愈好。

葉片內的葉綠體吸收陽光，正是「天法道」；然後自然進行光合作用，得到應有的生長要素，則為「道法自然」。

總結，練功的首要要訣就是「鬆」，進一步可以說是「鬆、靜、自然」，而最完整的指導原則，正是如老子所說的：「人法地，地法天，天法道，道法自然。」

❸ 天法道

第三階段，所謂「孤陰不生，獨陽不長」，由地而來的能量屬陰，向上伸入虛空後，開始吸引了陽性的天層能量，兩股能量結合成「陰陽相濟」的新能量，一起回到人體（物）身上，形成天、地、物（人）三合的強大能量。

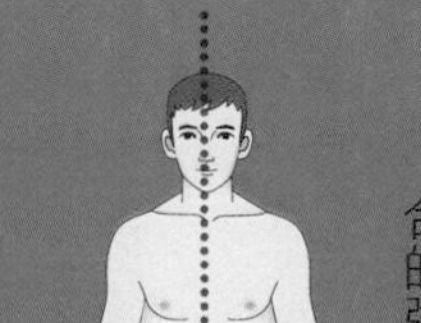

❹ 道法自然

最後階段，這股結合天、地、物（人）的能量，依照先天自然存在的大道法則，開始作用於人（物）體身上，滋養化育人（物）體。

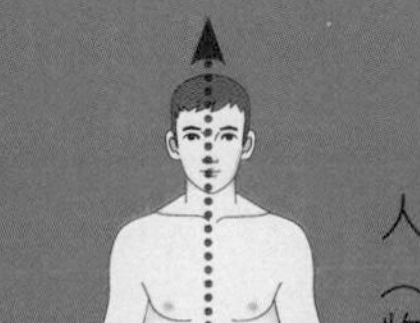

《第五篇》

正骨、鬆筋、通脈

「正骨、鬆筋、通脈」是練功養生的基礎功夫，也可以說讓身體能夠處於「骨正、筋鬆、脈通」的狀態，是養生功最基本的要求。換句話說，人體如果能夠維持「骨正、筋鬆、脈通」，那麼對健康而言就已經有六十分的基本分數了。

二十多年前，因工作壓力和長期不當生活習性的累積，讓身體健康亮起紅燈。由於當時靠西醫診治，無法有效的恢復健康，因此開啟了追求氣功健身的大門。剛開始憑藉師父的氣功治療，使症狀獲得相當程度的改善，可是接下來自己雖然很有決心的每日照表練功，卻沒有什麼進展，甚至有時練呀練的，覺得開始有心悸或頭暈等新的狀況出現。

後來因緣際會，才有幸發現，原來是骨盤歪斜，造成頸脊椎間盤凸出，引發各式各樣的症狀。

●「正骨」是現代人必須正視的問題

以前的人，大多是從小就開始習武練功，他們的基礎功主要就是拉筋、站樁、蹲馬步等，並沒有刻意對骨骼做任何訓練。根據現在的醫學，除了一些因運動造成的骨骼傷害，骨骼脊椎若有不正或歪斜，主要是因為姿勢不當，被肌肉拉扯而產生問題。骨架本身自己不會歪斜不正。

現代人骨盤不正、脊椎歪斜幾乎成了通病。有中年婦人因經痛、月經不順求醫診斷，發現病因卻是長期喜歡翹二郎腿，導致骨盤歪斜所引起；也有年輕人經常熬夜上網打電動，結果造成莫名的下肢麻痺，使得走路困難，原本還以為不用當兵，但經過整脊正骨治療之後，竟然不藥而癒，隔年還是得服兵役……這類例子不勝枚舉。正骨真的成了維持健康的基本功。從練功的角度，骨架不正不但氣脈難通，有時依正常功法練功反而會造成傷害。

當然，人體骨架不正，除了日常生活習性造成姿勢不當外，工作上的要求也是一大因素。像上班族長時間坐在辦公室裡；服務業人員一天好幾小時的站著；還有勞力工作者重複某些部位的出力……長期下來都很容易造成骨架傷害。

不過更麻煩的是，現代人由於缺乏運動、怕曬太陽，以及更年期等生理因素，導致缺乏維他命D、鈣質，加上骨質疏鬆等原因，讓骨骼不堅實，導致骨架隨之歪斜不正，才是根本的傷害。

理論上，利用一些功法來矯正骨架的歪斜扭曲，應該是可行的，但對初學練功的人卻有實際執行上的困難。這原因很簡單，因為要修復的標的是身體，而做為修復工具的也是身體本身。就好像要用有問題的儀器，來校準或修理儀器本身，邏輯上是矛盾的。

舞蹈教室都會有一整面牆的大鏡子，使練舞者可以從鏡子中，以類似旁觀者的角度，來修正自己的姿勢和舞步。更何況，正骨要調整在身體內部的骨架，所以除非功夫到一定程度者，才可能內觀或內覺自身體內的狀況，否則還是要有正確的老師護持指正，或者乾脆找醫生或整脊師治療，然後再配合自己練功，如此效果最好。

武俠小說裡經常描述主角是位不世出的奇才，除了深具慧根，還有一副好的練功架子。所以，別人一輩子練不成的功夫，到他手裡數天、數月就練到最高境界。從現代的眼光來看，所謂「慧根」，除了悟性很高，更重要的是能與師父心神相契，所以師父指點到哪裡，他的氣脈就跟著通到哪裡❶。我們常說那是上輩子就練了功的。至於「練功架子」，除了肢體比例適當，那就是具備骨正、筋鬆的身體狀態了。

●「鬆筋」鬆出健康

「正骨」前面已經談過，現在就來談談「鬆筋」的問題。

很多人在運動前都會先拉拉筋做為暖身，尤其是專業的運動選手，還有各種舞蹈的舞者，也會用拉筋做為開場。早年在臺灣南部有位專教民族舞蹈的舞蹈家，據說她從小就在日本接受嚴格的芭蕾舞訓練，舞藝出眾，該有的肢體基礎功也相當的紮實。這位臺灣舞蹈界先驅，到了九十幾歲的高齡，筋骨依舊保持鬆柔，還能做出雙腿全劈的動作，身體健康的狀態可以想見。

●筋也有「十二筋經」

一般習慣「筋骨」並稱，本來筋的功能主要就是連結骨頭跟骨頭，讓相關的肢體運動能連貫一氣，也因此筋若緊繃，骨頭間的間隙就無法拉開，除了影響肢體的靈活度，同時也阻礙了氣血的流通。

按《黃帝內經・靈樞・經筋第十三》所述，筋發端四肢末梢，就是從手指和腳趾尖部位開始，沿著四肢往身體胸、背、腹、臀延伸，還及於頭與臉面。筋的路線大抵和對應臟腑的十二正經脈相同，所以就名為「十二筋經」，每一條筋的名稱也仿十二正經脈，以足太陽筋、足少陽筋、足陽明筋、足太陰筋、足少陰筋、足厥陰筋、手太陽筋、手少陽筋、手陽明筋、手太陰筋、手少陰筋、手心主筋為名。

在武俠小說中，少林派的《達摩易筋經》就是一本與「經筋」相關的高段武功祕笈。學通裡面的功夫，人體的筋路會發生根本的改變，不但內功倍增而且身體上的穴道也會移位，使對手若依正常的手法點穴，將無法產生封閉穴道的效果。雖然是小說裡的武功幻想，不過想來作者的創作，多少也是本於《黃帝內經》的知識，可見筋確實與內氣的行走有相當程度的關連。

所以「鬆筋」正好居「正骨、鬆筋、通脈」的樞紐位置，前有利於「正骨」，因筋為骨與骨之連結，後助益於「通脈」，由於攸關於氣血之流通。前面「鬆」字訣的文章，基本上也是以「鬆筋」為根本。

●氣脈沒有特別的實體管線

最後談到「通脈」。提到「通脈」就必須先談相關的兩個主角，一個是做為通道的「脈」；一個就是在脈上流通的「氣」。

所謂「脈」，早年可以說是如邏輯學的詭辯：說它存在也通，說它不存在也言之鑿鑿。因為氣脈系統在中醫的體系裡，是醫學醫理不可或缺的要角，可是偏偏從西醫的實證解剖中，找不到氣脈存在的蹤影。但無法否認的，依據氣脈理論的穴道針灸治療，卻又有一定的醫療效果……

以西方醫學的觀點，通常就是要眼見為憑，所以舉凡從細菌到病毒，從細胞至DNA……無一不是可利用顯微鏡實際捕捉到影像，否則無法確立相關理論的正確性。所幸，近十多年來經過科學人員的努力，目前已經在科學儀器下找到氣脈存在的初步證據❷。

簡單的說，氣脈或經脈並不像血管腺體，在人體內有特定且看得見的專有管線，所以即使透過人體解剖的方式，仍無法輕易發現氣脈的存在。有一個說法很貼切，氣行經脈就像洋流在海洋內流動。因為溫度、壓力或海底礁層地形等影響，使某些區域的海水匯聚成一股特殊的海流，循著一定的路徑流動，這就是洋流。像臺灣附近海域的「親潮」跟「黑潮」都屬洋流的一種。

也就是說，其實身體內的氣是跟著佈滿身體內的體液一起在流動，只不過一些性質比較純或能量比較高的氣，會聚集成一股流動比較明顯的「清氣」，而沿著特定的路徑流通，這些特定的路徑就是所謂的氣脈或經脈。

根據《黃帝內經・靈樞・營衛生會第十八》的描述：

> 人受氣於穀，穀入於胃，以傳於肺，
> 五臟六腑皆以受氣。
> 其清者在營，濁者為衛，
> 營在脈中，衛在脈外，
> 營周不休。

也就是說人吃了五穀雜糧，經消化後會產生能量，或稱為「氣」，儲於五臟六腑之內，又稱「五藏之氣」。

這些氣當中性質較為純清者，有可能能量較高，就在氣脈內流通，稱為「營氣」；

而性質比較混雜者，有可能是能量較低的，就散布在氣脈外，於身體內各處流通，稱為「衛氣」❸。這兩種氣，不論是清的「營氣」或雜的「衛氣」，都是隨著體液日夜不停的在身體內流動著。

●「通脈」就是「通氣」

一般大家所熟悉的「痛則不通、通則不痛」的說法，應該指的就是這種「五藏之氣」是否能順利在身體流通的情形。又因為按《黃帝內經》所說，血也是氣所產生，所以很多人常將兩者相提並論而問：「氣血是否通暢？」不論如何，這類靠後天飲食製造出來的氣，就稱為「後天氣」，主要是用來彌補「先天氣」，即先天能量的不足，以維持身體正常的運作。

談到這裡應該可以說，所謂「通脈」，嚴格說來其實是「通氣」。因為無實體通道的「脈」，所以只要氣行順利就是脈象平和了。

如《黃帝內經・靈樞・經脈第十》所言：

經脈者，所以能決死生，處百病，調虛實，不可不通。

可見經脈暢通，對身體健康極為重要。

氣脈系統像人體內的資訊網路

其實氣脈的實證，一直以來除了中醫醫師等醫療人員，在工作上依據治病結果，來反證氣脈理論的正確性之外，真正直接感受或甚至「看見」氣脈存在的，卻是練功修行的人。《本草綱目》的作者李時珍，在他的另一本書《奇經八脈考》中就提到：

> 內景隧道，惟返觀者能照察之。

這裡「內景隧道」指的就是「氣脈」。練功修行的人經鍛鍊稍有成就者，就可以感受「察」覺到氣沿氣脈運行的現象；而功夫更高者，

氣脈資訊網路

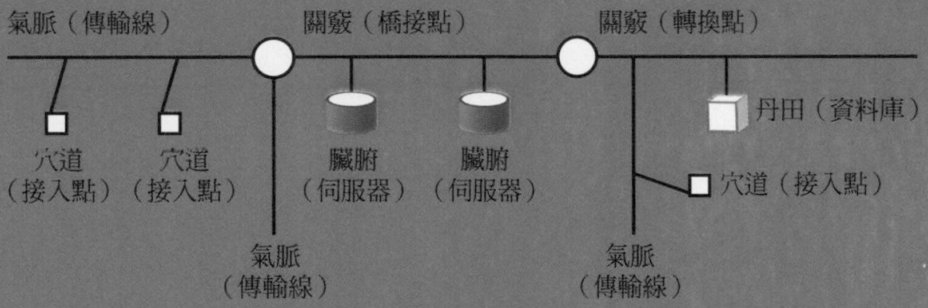

人體氣脈系統如同連結電腦的資訊網路：氣脈相當於傳輸資料的信號線；五臟六腑和丹田等藏氣類似伺服器或資料庫；身體內的關竅是氣脈與氣脈的橋接點或信號轉換器；身體表面的穴道，就是整個網路與外部溝通的接入點或介面。

進一步還可以直接觀「照」到體內氣脈發光的奇景。

從練功修行照察到的氣，不僅是後天的營衛氣，還有不同型態的先天能量，包括磁、電、光、氣都有。至於脈也不只是十二正經、八脈奇經，還有更細微複雜的氣脈，而且關竅也會被照察出來。

整個氣脈系統就如同高科技的資訊網路，氣脈是各種不同頻寬的傳輸線，關竅是一些連結點，好似路由器（router）、閘道控制器（gateway）、轉換器（converter）……等。身體內的五臟六腑與腦等各器官組織，就靠這個網路傳遞著統稱「五藏之氣」的訊息，以進行運作。甚至透過關竅的連結轉換，人還可從天地擷取或交換資訊，形成天地人合一的網際網路（internet）。

●「骨正、筋鬆、脈通」身體才算健康

為什麼人體要處於「骨正、筋鬆、脈通」的狀態才算是健康？

用房子做比喻，一棟房子要打好地基，梁柱等的鋼筋支架也要支撐牢靠，這是「骨正」；接著，整棟房屋所需的明管暗線等也都必須佈建妥當，不要有阻塞錯接等情形，這是「筋鬆」；最後，能夠通電、通水、通話，甚至連電視、網路等信號都可以順利流通傳輸，就是「脈通」的現象。如此，這棟房子才能讓人住得安心舒適。

人的身體也是一樣，有端正的骨架，特別是脊椎龍骨，才能讓附掛在上面的器官、

組織、神經、腺體等工作正常；而筋絡鬆軟，才不會讓肌肉緊繃、骨架變形，使分布其間的氣脈保持暢通；而氣脈通暢，血氣循環容易，身體自然健康。所以，《黃帝內經・素問・生氣通天論第三》才說：

是以聖人陳陰陽，筋脈和同，骨髓堅固，氣血皆從。如是則內外調和，邪不能害，耳目聰明，氣立如故。

註釋

❶請參看本書第一八二頁，第十七篇〈苦修妙傳〉。
❷請參看本書第一〇四頁，第十一篇〈氣脈網路〉。
❸請參看本書第一一八頁，第十二篇〈氣的家族〉。

《第六篇》

調身、調息、調心

縱觀古今，練功的功法五花八門、琳瑯滿目，有時候還真叫人目不暇給、不知所措。所幸，不論是佛家還是道家、修命還是修性、古人還是今人，修練的手段從調身、調息、調心之三調著手，總是亙古不變的，至少到目前都還是如此。

在那個把主義奉為教條的年代，相信很多人曾經為了背誦各種的目標、原則、手段、準則、方法……等，搞得不是像哲學家，就是變成「君子不器」的「器」了。前面提了許多練功要領，為了避免讀者覺得混亂，在此先對練功初步做個小整理。

練功要訣：鬆。

練功目標：骨正、筋鬆、脈通。

練功手段：調身、調息、調心。

調身、調息、調心乃練功所說的「三調」，調有調整、調節、調理、調適的意思，是說透過姿勢、呼吸、心性的調整，來達到骨正、筋鬆、脈通的目標。當然，本書指的是為了養生而練功的目標，如果是更一步的命功、性功修行，那練功的目標就不止於此而已。

●運動員也以「三調」手段來鍛鍊身手

一般的運動員多半利用調身的方法來鍛鍊身手，像一些球類運動選手，就是以鍛鍊體能、學習球技為主，這些應該都屬於調身的功夫。

不過，若想在運動場上有更進一步的表現，調心的訓練也是必要的課程，否則只鬥力不鬥智，有時就算球技贏人也可能會輸球。還有要應付比賽壓力、情緒低潮等與勝負相關的心理因素，也會需要從調心方面著手，才能更上層樓。

此外，有些運動除了調身、調心，也頗重視調息的功夫，例如馬拉松長跑、百米短跑和游泳等，對於調息的呼吸訓練，相信也是不可或缺的一環。

一套完整的練功功法，通常都會包括三調的方法，只是初學者往往顧此失彼、顧彼失此無法同時掌握，所以習慣上都會先分開練習，等各部分功法都熟悉後再以身法為主，然後將息與心套合上去，最後身息心一同練好整套功法。就像佛教密宗在施行密法時，也有身、口、意三密同時加持的說法。

通常修練者會先從意的觀想做起，慢慢再加進口唸的咒，然後與身持的手印一起行功。據說三密同持的密法，威力最大，效果也最好。同樣地，練功的功效，當然也以三調齊施的功法最為顯著。不過有些高段的功夫，在師父的指點下就能直指心性，那時調身、調息就無關緊要了。

●調身就是「調勢」

這裡先從調身說起。調身就是「調勢」，調整身體做出各種姿勢來鬆筋、正骨、行氣通脈。遠在漢朝，就有神醫華佗提出的「五禽戲」，一種以模仿虎、鹿、熊、猿、鳥的動作為本的健身功法。宋代有太極拳的前身「先天十三勢」，還有「八段錦」等，這些都是最早以身法為主的養生、健身功夫。

更多調身的功法則是融合在武術、武功裡面，也就是說，拳路就是功法、功法也是拳路。打完一整趟拳，功夫也跟著練了一遍，像：太極拳、形意拳、八卦拳……等，這類拳法的特色是以武練功、以功強武，一般稱為「內家拳」。

有別於專注拳術技巧、勁道、速度等以制敵機先為主的外家拳術，內家拳在練拳時，除了發於外的套路拳法，還有行氣通脈的內家功法，功力深厚的練家子更是用以修命、修性，反而外顯的武功就不是那麼重要了。可惜拳路易學、心法難傳，很多拳法經歷數百年傳習，或許因為環境變遷的緣故，或許因為祖制家規的限制，可能招式套路還在，但內功心法所留已相當有限。

●調息就是「調氣」

接下來是調息。調息是藉由呼吸來調整體內氣的流通狀況，所以也可以說是「調氣」。如果將練功也歸類為運動，那麼可能是最重視呼吸配合的運動。呼吸對人體的作用，基本上已是現代人的健康衛生常識。在一吸一呼間獲得氧氣，溶入血液幫助養分的傳輸，然後將不要的二氧化碳排出體外。

《黃帝內經・靈樞・動輸第六十二》提到：

肺氣從太陰而行之，其行也以息往來，故人一呼脈再動，一吸脈亦再動，呼吸不已，故動而不止。

可見古人對呼吸與血液流動間的關係，早有相當的認識。

普通呼吸以肺臟為主，通過鼻孔讓外面的空氣出入肺部，因為換氣主要在胸腔進行，所以稱為「胸式呼吸」。但練功的調息，初步是以下丹田為主，進一步還有各種不同的講究，所以單是「胸式呼吸」並無法達到所要的效果。因為下丹田約略在肚臍以下的小腹部位，所以下丹田的調息通常採用「腹式呼吸」，就是用意導引，在呼吸時將原來胸口的擴張收縮動作，往下轉移到小腹，亦即胸部盡量保持不動，改為由小腹隨呼吸做起伏的配合❶。

●調息要訣「取之以慢，得之以順」

有人按照呼吸氣流的聲響、急慢、粗細，而將調息呼吸分成四種：

一、**風相：**氣流經鼻腔會發出聲音者。

二、**喘相：**氣流雖無聲音，但急促斷續，起伏不穩者。

三、**氣相：**氣行靜寂流暢，可是細勻不夠，仍能察覺氣在進出者。

四、**息相：**氣行安靜，流通細微平均，幾乎無感覺氣在流動者。

一般調息應該要以息相為準。不管是長吸長吐、長吸短吐或只吐不吸，都要依「細、長、慢、勻」的原則來進行，所謂「取之以慢，得之以順」。不過，若是因特殊功法，而對於呼吸有不同的要求，那麼就要另當別論。像眾所周知的「養生六字訣」，以發出六個不同字的讀音，配合吐氣，來排洩鬱藏於相對應臟腑的濁氣，顯然呼氣就要有不同的方式。

這六個字與對應的臟腑關係如下：

呼——脾；呬——肺；呵——心；

噓——肝；吹——腎；嘻——三焦。

在日常生活中，調息還有紓解情緒、緩和疼痛的效果。有些要上臺表演或演說的人，往往在出場前會深深吸氣調息，使血壓、心跳，甚至內分泌等緩和下來，以安定心神從容上場。

有人說，人一生所可能經歷的肉體痛楚，以女人自然生產為最。女性懷胎到要臨盆的時候，由於必須將胎兒經陰道推擠出來，在嬰兒頭骨直徑比產道寬的情況下，母體要忍受的艱辛疼痛可以想見，特別是頭胎生產的時候。因此有所謂「拉梅茲呼吸法」，就是利用調息的方式，企圖幫助產婦緩解疼痛。只是這套功夫在臨產兵慌馬亂的時刻，往往因產婦、甚至連陪產人都可能方寸大亂的情況之下，有時還真無法發揮預期效果。那時若有練功的人在場，應該可不費周章輕易接手，只要陪同產婦一起調息，管吐不管吸，配合子宮收縮的時間同時吐氣，讓兩者的節奏一致，就能協助產婦強渡關山，母子均安，成功達陣。

●「胎息」是終極調息功法

說來練功所要調的息，最終並不是呼吸的後天氣息，而是追求人在胎兒時期，透過臍帶可從母體汲取所有氣能的「胎息」，也稱為「先天元氣」或「先天元炁」。

現代醫學已經證實了臍帶內的細胞功能驚人，可以再生人體的多種器官、組織。所以練功就是希望培養「胎息」，找回「先天元炁」增強身體的再生能力，那麼養身養生、修命修性就更進一層了。

●「心」是人肉體、精神的總指揮

前一陣子看電視介紹現在河南的少林寺。少林功夫雖然天下聞名，但基本的初段功夫，在山下城鎮的武術學校就有傳授。功夫學習有成的，才被遴選進少林寺修習第二階段的功夫。而真正可以用少林功夫名義行走江湖的，又必須是功夫更高的「武僧團」。在山下、山上修習功夫的主要差別，不在於外形的拳腳套路，而是內在調息、調心的功夫。這種「心息」甚至「心性」的嚴格鍛鍊，才是提升功夫境界的主要憑藉。

說來相當有趣，自古以來人類就對「心」獨有所鍾，賦與「心」至高無上的地位，從日常生活用語信手拈來，就可窺知一二，像是心血來潮、心神不定、心意已決、心思細膩、心念一動、心性純真、心胸狹窄、心智成熟……

似乎「心」就是人肉體、精神的最高主宰。可是從醫學解剖所見的「心」，只是臟器之一，二房二室的結構，不過就是負責血液循環的幫浦，既無運算功能，也沒有處理資訊的能力，為何人類對「心」會有那麼多期待？從《黃帝內經・靈樞・本神篇第八》的說法「心貯藏脈，神寄附於脈」，可以看出原來古人認為主導人類精神層次的「神」，是隨著血液脈動的波（脈搏）在運行，而血液脈波又是從心臟出發的，換句話說，「神」是由「心」所控制。

另外，〈本神篇〉還說「心有所憶謂之意，意之所存謂之志」。《黃帝內經・靈樞・本藏第四十七》也有「志意者所以御精神，收魂魄，適寒溫，和喜怒者也」的說明。所以總結來說，「心」既是物質性、製造血脈的臟器，同時又是精「神」的總指揮，甚至還可命令手下兩員大將「意」、「志」，去收服「魂」與「魄」。

●調心就是「調性」

明白了「心」的功能，再回頭來看調心的作用，以及調心的方法。

調心主要是為了「調性」。人的本能就藏在先天的本性裡面，而本性同樣須靠「心」的指揮才得以展現。

「明心見性」一直是練功修行者高懸的願景。生物有很多特質和能力是與生俱來的，不須經過後天的學習，就已存在生物體上，而這類隨著生命誕生自然具備的特質能力，就是所謂的本能本性。例如貓會捉老鼠、公雞早晨會啼叫……等，都是生物的本能或本性。

在人類方面，孔夫子所說的「食、色，性也」，孟子認定的「人性本善」，應該都可歸類於人的本性。也許人的本性中，還有更多不可思議的能耐，只是尚未被發現罷了。目前醫學界正致力於幹細胞和臍帶血的開發應用，已有很多成果明白顯示，原來人先天就有再生再造、自我修復的神仙法力。難怪佛家說，人修行到了某種境界會有神通顯現。很可能所謂的神通，不過是人性的一部分，只是經由修行澄清之後，才又被釋放出來。

佛法在世間，不離世間覺，離世覓菩提，猶如尋兔角。

修行佛法離不開人間世，因為佛家認為人本來就俱足佛性，只有從人與人之間的生活，或人的生命本身去體悟佛理，才有可能證得佛祖之道。捨此之途，一切都是緣木求魚。換句話說，所謂修行，無非是要從人性裡找出佛性而已。這也正是調心、調性所要下的功夫。

《道德經・混成章第二十五》中說：

故道大、天大、地大、王亦大。域中有四大，而王居其一焉。

在古時君主專制時代，老子把君王與道、天、地擺在同一位階，以凸顯統治者的地位。從練功的觀點，若將「王」改為「人」可能更為貼切也更合時宜。按道家的理論，人因天地孕育而生，所以自然具有與天地相同的本質，也因此天、人可以合一，天、地、人能夠三合。綜合這些觀念，可以將老子的話做如下的修正：

故道大、天大、地大、人亦大。域中有四大，而人居其一焉。

拿這個看法和佛家揭櫫的「人俱足佛性」相比，是幾近相通的。所以透過心性的修練調整，人能夠「見性成佛」，人可以「練神還虛」。

《黃帝內經》說古時候有「真人」、「至人」可以「壽敝天地，無有終時」，還說就算是次等的「聖人」也有「形體不蔽，精神不散，亦可以百數」的修為。而現代的普羅大眾如能發掘出潛在本性，至少應該有機會和第三等的「賢人」一樣，得以「益壽而有極時」。

至於如何開發心性的本能？道家提出的「清靜」、佛家禪宗的「禪定」、天台宗的「止觀」等都是常見的調心藥方。而具體實踐這些藥方的手段，通常有意守關竅（意守）、放空心念（放空）、存思、觀想、觀照等功法，在本書的第九篇〈調心：意守、存思、觀照〉中，將對此類功法有更深人的介紹。

註釋

❶ 請參看本書第七〇頁，第八篇〈調息：腹式呼吸〉。

《第七篇》

調身：站樁

站樁從字義上來看，似乎有築地基的味道，像建房子一樣要先打好地基，整棟建築才能穩固立於地面。練功為了達到正骨、鬆筋、通脈的目標，調身或者說調勢，調整身體的姿勢是必要的手段。既然要在身體下功夫，仿照建築理論先將地基打好，為往後習練各種調身的功法扎下堅實的基礎，顯然是必要的功課。站樁可以說是調身的基本功法。

●站樁可分高、中、低三種姿勢

直覺上，站樁就是鍛鍊腳下功夫，讓身體保持平穩，不受外力左右。因此，對很多武術、舞蹈或相關運動的習練者而言，站樁幾乎是每次訓練前必要的基本功。談到站樁，相信大家最熟悉的就是「馬步」或「蹲馬步」。從蹲馬步來看就可以知道，依所站姿勢的高低，站樁大約可以分為高、中、低三種不同的方式：

一、**高姿勢：**就是保持正常站立姿勢，膝蓋不要挺直，微微彎曲即可。這種方式適合年紀大、體能狀況不好的人採用。

二、**中姿勢：**站立時膝蓋適度彎曲，使大小腿間略呈一百三十五度左右的夾角，這是一般人最常採行的蹲站高度。年齡適中、體能正常的練功者，可以此姿勢行功。

三、**低姿勢：**原則上這是以半蹲的姿勢站立，膝蓋彎曲近九十度，是專業練功者的架勢。年輕或體能不錯的人行功一段時間後，可以從中姿勢漸進調整至此低位姿勢，以增強功力。

根據數學理論，姿勢愈低，身體的重心就愈往下沉，人的平衡能力也會愈好，但腿部（尤其是膝蓋）所承受的力量，也會跟著增加，當然這等於是對腿部肌力的訓練。不只如此，詳察人體結構，站立時整個軀幹就壓放在雙腿上面，相對地，大腿胯部對身軀會有一上頂的反作用支撐力，連帶使體內的器官組織，像疊放在置物架內，層層擠壓，而下腹丹田就被壓在最下方的位置。

下蹲時因大腿跟著彎曲，使胯處上撐的力量減少，身軀內的器官組織，特別是下腹丹田，不再被擠壓於腰胯之間。而蹲得愈低，大腿橫放得愈平，胯間上撐的力量也會愈小。當膝蓋彎成直角，身體如同端坐椅上，形成完全的「坐胯」，此時胯間幾乎不再有上頂的分力，人體整個重量完全改由大腿承受，體內器官組織自然放下，下腹丹田形同懸吊於兩胯間的氣囊，更加鬆沉自如。所以，練功總會要求「鬆腰坐胯」，就是釜底抽薪，由底部釋放壓力，讓身體內部整個鬆弛下來。

站樁如同樹木之扎根入地

前面提到「站樁」之於「練功」，如同「築地基」之於「建房子」，說來站樁更接近樹木之扎根入地。樹木成長一定要先往地下生根，一來穩定地面上的幹莖枝葉，二來可由地層吸取養分、水分，使樹木得以茁壯生存。相同的道理，練功站樁除了穩定身體重心，還有下排濁氣、汲引地氣的作用。

很多功夫行家都會花心思尋找靈山寶穴，就是為了能夠吸得更強的地氣，以便增加練功的效果。一般人只能盡量選擇樓下，或緊貼地面的位置站樁，如此才能更有效從腳底湧泉穴吸收地的能量。這也是老子「人法地，地法天，天法道，道法自然」的標準功夫❶。

站樁就是站功架

武打電影裡，有時會出現在梅花樁上比武決鬥的場景，甚至舞龍、舞獅也有在樁上奪龍珠、搶綵頭的情節。通常，比鬥者在樁上會比劃各種姿勢，或進攻或防守，就是不能跌落樁下，否則輕者負傷敗陣，重者斃命當場。

這些比鬥者因應功法，需要在樁上擺或站出各種架勢，又叫「功法架勢」或簡稱「功架」。如電影中黃飛鴻雙臂開展，兩掌一前一後，以重心在後的三七步蹲姿迎向對手，可攻可守，就是一種功架。因此，廣義來說，站樁就是「站功架」，或稱「拉功架」、「拉架勢」、「拉架子」等。至於選擇在樁上練功，除了表現更專業的訓練，當然還有武術拳路及實戰佈局的考量。

●腳下無樁，心中有樁

提起站樁、拉功架，最讓人耳熟能詳的當然是名聞江湖的梅花樁。

梅花樁原本即是梅花拳的一環，之所以取名梅花，除了崇尚其「凌寒獨自開」❷的風骨，還取其花瓣五數隱喻五行原理。

梅花拳中有所謂「五形五步」的拳腳招式，五形為龍、虎、鶴、豹、蛇的身形；五步為墊、過、横、退、鉤的腳法。當然，功法架勢上少不了融入五行生剋原理。最特別的是，按梅花花象演繹變化的梅花樁陣。梅花陣以「五瓣一蕊」六根樁柱為基準，層層構築出花中有花的攻防路線圖。

練功者平常就在梅花樁上站功架、練身形和腳法等拳路，真正與人過招時，會活用五形五步，沿外環梅花陣軌跡，在對手身邊遊走，一旦發現敵人弱點，迅即欺身而入，踩進中心蕊樁位置，一舉擊向對方要害。

當然真正遇敵對戰，地上不可能正好有明樁標記，由此也可推知，站樁其實不一定腳下有樁，心中能暗合無形虛樁定位更加重要。武俠小說裡的劍客在劍術達到頂峰時，往往也是手中無劍，劍在心中。現實生活中，也有一些氣功高手不以銀針過穴幫人針灸，而採行非入侵式的治療方式，只用手中無形氣針就足以針穴理氣。

● 其根在腳，由腳而腿而腰

站功架一般以步法為主，除了馬步外，還有三七步、四六步、弓箭步、丁字步、單叉、雙叉、金雞獨立……等各式樁步。

不管是哪一種樁功架勢，《太極拳論》所言之「其根在腳，由腳而腿而腰，主宰在腰，形乎手指」，正好可以做為站樁、拉功架最根本的要領。所謂「樹頭根若在，勿驚樹尾起風颱」。身體保持鬆柔，將全部重量置於腳底，以湧泉穴吸住地面，若有動作也是由下而上帶動肢體。有些功架還配合各種不同身形、手勢，但不論如何還是以腳為主，手臂可能平伸、可能上舉，或直或屈，一概不用拙

花中有花・梅花樁陣

❶ 梅花凌寒獨開，愈冷花愈綻放的特性，常被用來象徵堅毅不拔、特出卓絕等特質。

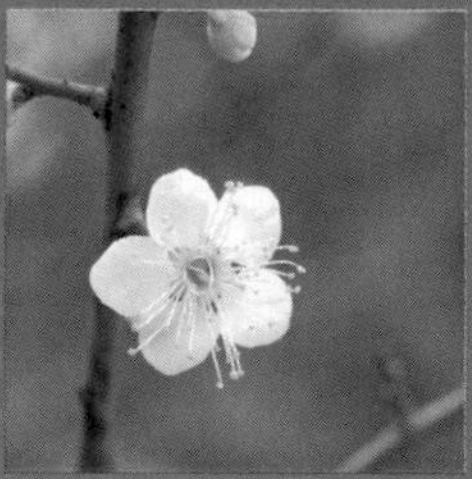

❷ 有五片花瓣的梅花外形，也經常被引用或暗喻金、水、木、火、土的五行之數。而著名的梅花樁陣，是根據這樣的花形結構所設計。

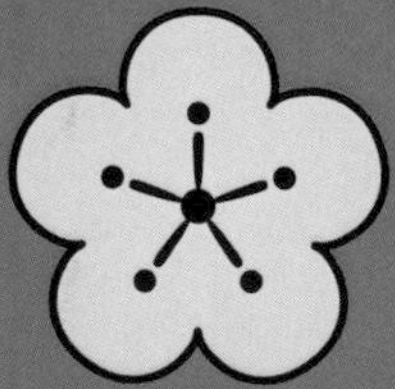

力，從尾端手指將姿勢撐起。只要盡量開展，特別是關節處更應完全拉開。從頭頂至腳底，沿著肩膀到手指，由內而外徹底放鬆，泰山崩於前而「勢」不變，姿勢文風不動，內心平靜不動，不管痠痛苦楚。

● 站功架是另類的靜坐

站功架可算是另類的靜坐，或者可稱為「靜站」。兩者同屬靜功，但站功架所要承受的肉體煎熬遠超過靜坐。如果靜坐所引起的痛苦指數，是數十分鐘增加一格，那站功架的難熬，肯定以分鐘為單位在跳表計次。所以靜坐有時會因精神狀況不佳而昏沉瞌睡，但站功架分分秒秒都被痠痛所督促著，既無法昏睡也無暇混亂思緒，反而為了應付痠痛，不得不打起精神，在痛苦中澄清心境。若站功架可以輕鬆到打小盹，不是架勢沒站到位，就是火候已然純青，怡然自得間不知痠痛為何物。

❸ 傳統上，梅花樁就是由梅花五片花瓣的「圓心」與中心花蕊的位置，構成基本樁位排列。通常施展梅花拳與對手交鋒時，大多會在外圍瓣樁位置遊走，而將對方困在中間蕊樁位置。

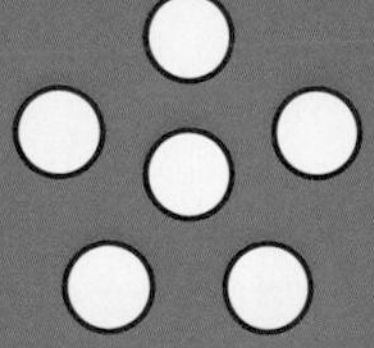

❹ 多人參與的梅花陣，就是進一步將單點基本樁位放大，視為是一組五瓣一蕊的基本梅花樁組合，如此層層排列就可形成一個可大可小的梅花陣。

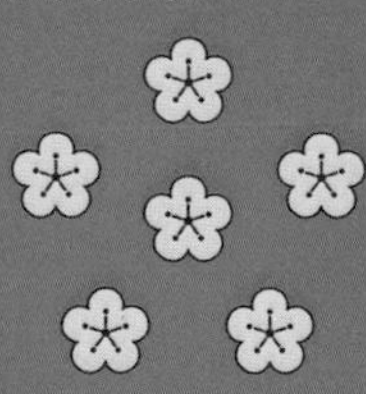

或許有人會問，既然站樁那麼難過，不如好好靜坐，何必自找罪受？靜坐修心養性傾向性功修行，對身體比較沒有立即的幫助，而站功架可用來正骨、鬆筋，甚至輔助開通氣脈，屬於修命層次，直接有利於健康養生。

《般若波羅密多心經》中提到「無苦集滅道，無智亦無得」，而「苦集滅道」四字，恰好可用來描述站功架可能經歷的證道過程。初學站功，開始就是一個「苦」字，而且愈站愈痠，痛苦不斷累積聚「集」。撐過一個階段之後，腿力漸漸增加，筋絡慢慢鬆活，痠痛也隨著消「滅」減少。到後來，筋路完全鬆開，氣脈通暢無礙，就是得「道」的時候。

●站功架有「氣功拉皮」效果

基本上站功架是讓體內骨架循氣脈走向撐展開來，使依附其上的筋肉、經絡，以及各器官組織也跟著被伸展拉開。想像撐傘的光景，當傘一打開，縫綁在傘骨的傘布隨著被撐開舒展，平整而有張力。經常站樁拉架勢，全身骨架、筋肉、經絡，包含關節等，因不時交替撐張舒緩的動作，久而久之，會變得更柔軔鬆軟而有彈性。

如果是依照氣脈走向而設計的站樁功架，更能讓肢體順著氣脈鬆開，除了可調理對應的五臟藏氣，氣脈的障礙也將逐步跟著消除，而達到開通氣脈的目的。這種站功站出功力後，不但會從腳底感應地氣，全身鬆勁還能逐漸滲入骨頭，晉升到「氣斂入骨」的高段功夫。

如果能經常開展肢體站立功架，身體表面的皮膚會更有張力，這種類似拉皮的效果，可媲美醫療美容常用的各種除皺療法，而且百分之百天然無副作用，可以說是名副其實的「氣功拉皮」術。

●站功架也可幫助開通穴道

前面提到「其根在腳」的《太極拳論》，據傳太極拳的前身叫「先天十三勢」。在武俠小說中，太極拳是由武當派開山祖師張三手所創。參考正式史料蒐集，其實在張三手之前，已有類似太極拳的太極功、先天拳、十三勢（五行加八卦）等的拳術功法，存在於民間社會。張三手出身少林，可能將這些拳術與少林拳融合，再加入道家行氣導引的內功，而創出流傳至今的內家太極拳法。

通常人的穴道、關竅被打通後，因為氣脈變得通暢，內氣流轉更加旺盛有力，往往會引起身體自然內動，而比劃出某些規律的姿勢，這些動作姿勢又稱為「先天勢」。換句話說，太極拳的招式，是根據身體內自發的動作演繹出來的，所以打太極拳是反向操作，希望藉由先天拳法招式，來激發內氣流通。據說，原味的老架太極拳有一百零八式，正好對應人體三十六天罡、七十二地煞的關竅，一招一竅，是打拳，也是練功。在梅花樁上也有一百零八個架勢，與人體一百零八個穴道相對應，同樣也是一式功架助通一個穴道。

一般明星、藝人或模特兒，為了表演、展示、照相等需要，經常也會擺出各式各樣的姿勢，而且有時為了更加生動，還會在鏡頭前進行多畫面的連續拍照。這種連拍作業每一個停格，就是所要呈現的重點，跟練功站架勢頗有相似之處。功架就如同是整套拳路的重點姿勢，有時反過來將一些相關聯的功架串接習練，也是一套漂亮的拳法。

有些架勢雖是為了開穴通脈而設計，但如果功力不足，總是不易見到成效，這時將幾個相關穴位或關竅所對應的架勢，連貫一起練功，有如連續擺姿勢拍照一樣，化站單一功架的靜功，為動中有靜的站功組合，通脈的效果有時更加顯著。

●完整的拳法應包括天、地、人三個層面

大家都知道「練武不練功，到老一場空」的道理。武功是武術加上內功，光練武術只有拳腳功夫，還要有內功鍛鍊，才能從裡到外脫胎換骨，否則上了年紀後氣力衰退，只剩花拳繡腿。所以說，一套拳法應包括內功、功架、武術三個層面才算完整。

通脈理氣的內功與修性、修命的道功相通，同屬修仙道的功夫，可視為「天層」。而站樁拉功架既是身形、腳法的基礎，又能幫助開穴、通脈，所以居其中讓武術、內功連成一氣，是如同築地基的「地層」功夫。武術則是把拳法發揚於外的拳腳套路，結合天、地兩層的功力，從人的身上施展開來，所以可歸為「人層」的功法。三合天、地、人連成一氣的功法，才是可長可久並兼顧防身、養生甚至修行的完善功夫。套用《莊子・

養生主篇第三》的說法，「可以保身，可以全生，可以養親，可以盡年」。

總結而論，天層內功影響功力高低，是拳法的「神」或「魂」；地層功架反映功夫是否紮實，可視為拳法的「根」或「骨」；人層武術直接表現拳路的好壞，等同於拳法的「皮」或「相」。武術套路類似皮相，包裝整套拳法，是功夫的外觀門面，也是最能被外界看見、感受到的部分，對於拳法的辨識區隔與流傳延續有決定性的影響。至於站樁功架，做為拳法的骨架、根基，攸關練拳者的基礎是否穩固？功夫有否紮實？有無條件精進拳路更上層樓？而不論武術身手如何流暢美妙，功法架勢如何生根固蒂，最終還是要配合行氣通脈的內功，才能得其神、守其魂，上承天、下引地，練出超凡入聖的真功夫。

註釋

❶ 請參看本書第三十二頁，第四篇〈鬆：練功一字訣〉。
❷ 語出北宋．王安石的〈梅花〉。

《第八篇》

調息：腹式呼吸

氣沉丹田是練功調息剛開始的要求。為了要達到氣入丹田的目標，就必須摒棄平常以胸腔脹縮為準的胸式呼吸，改採本篇要談的腹式呼吸，將氣從前胸移到下腹丹田位置。老子說：「虛其心，實其腹。」正是最好的寫照。

談到腹式呼吸，多數人會有個疑問，正常的呼吸路徑，從鼻、氣管至肺，並沒有連通腹部，難道是要改走口、食道、胃腸的路線來呼吸？答案當然不是。不管是腹式或胸式呼吸，真實的空氣都只是經氣管在肺部進出，只不過腹式呼吸還要以意導引，讓腹部隨呼吸一縮一脹的運動而已。

●腹式呼吸有順、逆之分

腹式呼吸還有順、逆之分，主要差別在於：

一、**順呼吸：**吸氣時腹部脹大，呼氣時縮小。這是一般初學者的功法，也是本篇要談的腹式呼吸。

二、**逆呼吸：**與順呼吸相反。吸氣時腹部縮小，呼氣時脹大。通常功夫進階之後，或一些比較專門的功法會採腹式逆呼吸，本篇並不打算著墨敘述。

茲將腹式順呼吸入門的基本功法，說明如後：

吸氣部分：嘴巴閉合，並將舌尖微微往上，抵住上齒顎，盡量不讓空氣從食道出入；開始緩緩從鼻腔吸氣，以意導引，讓氣從鼻腔經腦門，然後循中路往下，不論是走任脈、中脈，或甚至只是身體中線部位，初步練習時都無妨；最後讓氣直達肚臍下同身三寸❶處，所謂丹田的位置。肚臍上方盡量保持平坦，不要憋氣，不要凸出，將氣壓下，充滿下腹部。

吐氣部分：通常氣實丹田後，可以緩緩沿原路折返將氣吐出，也可以閉氣數秒或數十秒再行吐氣。還有各種其他功法，是在此時對氣進行溫養等轉化的動作，這就不在本篇的討論範圍。吐氣的路徑也有不依原路折返，而是從背部循督脈吐出濁氣，這也是功法的不同。

不論吸氣或吐氣，都要記住前面提過的「細、長、慢、匀」的原則。調息就是調氣，專注於意念導行的氣路，不要管真正呼吸氣流的情形。最後在吐氣時，要記得將舌頭恢復正常位置，不再上翹，才能讓體內的濁氣，不管是腹部還是胸部的，全數經由嘴巴排出。

●丹田有下、中、上三處

其實「氣沉丹田」並不是很精確的說法，因為人體的丹田有三處。道家修行常會提到煉精化氣、煉氣化神、煉神還虛三階段功夫，而下、中、上丹田，基本上正好是精、氣、神三種氣能的歸藏所。要注意的是，精、氣、神三者都可視為氣的型態之能量，只不過精、氣、神的「氣」是專有名詞，氣能的「氣」是普通名詞，此氣非彼氣，務必詳作分辨才是。先簡單說明三處丹田所在之處：

一、**上丹田：**在頭頂下方腦內區域，是儲存腦髓的地方，是氣化神之後的「神」的住處，道家稱作「泥丸宮」。在《般若波羅密多心經》內有「究竟涅槃」一語，涅槃是梵語，泥丸是中文音譯。修行到一個程度，神靈可從此處出竅，雲遊四海。在人將離世的前一刻，也就是肉體功能將停擺時，神靈也能從這裡脫殼而出，羽化成仙，擺脫生死輪迴的循環。所以「究竟涅槃」也有徹底了悟生死的意思。

二、**中丹田：**位於心臟旁邊胸口中間地帶，是以心為主的氣能所在，也是精化氣的「氣」藏所，又名「絳宮」，是赤色心火氣能的宮殿。

三、**下丹田：**在肚臍以下三寸的下腹部位，為腎水精氣貯存的地方，是人的根本氣能「精」的歸宿，也是一般稱為丹田的地方。

丹田，顧名思義就是種丹的田地，也可說是鍛鍊內丹的氣場。氣沉丹田使用「沉」字，表示氣往下沉入下方的丹田。所以，氣沉丹田實際上是「氣沉入下丹田」之意。

•腹式呼吸有利安定心神，好處很多

《老子・守中章第五》提到：

天地之間，其由槖籥乎，虛而不屈，動而愈出。

其中槖籥就是鼓風爐。老子認為介於天地的空間，像鼓風爐內部一樣，看似空虛無物，而且無法伸屈，但只要被鼓動起來，能量就不斷產生。以此說法類比，將人的軀體，也看成一個開口在鼻子、嘴巴的皮囊，那麼胸式呼吸大約只用了半個皮囊，胸部橫隔膜以下幾乎不動。而腹式呼吸則是從底部操控氣息，整個皮囊都在呼吸。

從醫學角度來看，腹式與胸式呼吸到底有何不同，以下條列較為明顯的三點，做為參考：

一、胸式呼吸時，肺部活動無法到臟器尾端；腹式呼吸藉由橫隔膜上下，讓肺全部動起來。

二、脊椎擺動在胸式呼吸並不明顯；腹式呼吸會帶動整條脊柱，做甩鞭式的搖晃，對腦髓、脊髓的循環較有幫助。

三、神經方面，胸式呼吸刺激交感神經，人會振奮有精神；腹式呼吸影響副交感神經，情緒容易安定。

練功之所以採腹式呼吸，主要的作用在於：

一、**排濁納清**：飲食所製造的營、衛氣能，經五臟六腑等器官組織消耗後，所產生的濁氣，原則上也應隨大小便往下排出體外。腹式呼吸可協助將濁氣帶向下方，進而騰出空間，讓清氣可以注入，這也是「人法地」的概念。

二、**培元固本**：下丹田的氣能主要與生命傳承的「精」有關。腹式呼吸將氣能匯聚此處，等於是鞏固根本能量，為進一步的氣能培養、轉化，扎下堅實基礎。

三、**虛心實腹**：基本上，胸腔內是心、肺臟為主的實心臟器，而下腹腔則是腸、胃等空心器腑。經由腹式呼吸，將氣息從實臟移到虛腑，是虛其實、實其虛的陰陽調合功夫，著眼平衡陰陽，能量不致偏頗，氣血可以流通不滯。

四、**理氣源頭**：氣能轉化是練氣常用的功夫，不管是通任、督脈的周天循環，還是煉精化氣、化神的逐階通關轉化，下丹田是調理氣能的第一站。腹式呼吸就是講求集中氣能到此，正好是理氣功法的起手式。

● 水火未濟到水火既濟

一般呼吸的氣，主要在胸腔的心、肺臟——也就是中丹田——處活動，是屬火的氣能。而下腹腔的丹田為腎精所在，充塞屬水的氣能。火在水上，按《易經》理論是能量錯置，上面的火無法用來煮水，下方的水也滅不了上方的火，兩種能量的功能都無從發揮，是「水火未濟」的卦象。

在生活中，人的身體常因各式各樣的火氣過旺而造成問題，腹式呼吸將屬火的氣息能量往下帶，一來可使火氣不致上竄危害健康；二來下沉的火氣可以用來溫煮下丹田的腎水精能。一旦火候十足，「精化氣」往中丹田移動，就形成水上火下的「水火既濟」卦，水火各處正位，兩股能量因相互幫助而得到轉化提升，功夫也得以進入更高的境界。

●「踵息」小周天是人體行氣網路的備份系統

與「腹式呼吸」相關的呼吸方式，還有「踵息」。《莊子・大宗師篇第六》有提到：

真人之息以踵，眾人之息以喉。

在《黃帝內經・靈樞・動輸第六十二》有一段黃帝詢問歧伯的對話：

黃帝曰：營衛之行也，上下相貫如環之無端，今有其卒然遇邪氣，及逢大寒，手足懈惰，其脈陰陽之道相輸之會，行相失也，氣何由還？

歧伯曰：夫四末陰陽之會者，此氣之大絡也，四街者氣之徑路也，故絡絕則徑通，四末解則氣從合，相輸如環。

黃帝提出的問題是：如果身體受到邪氣的侵犯，使原有的營、衛氣無法在氣脈內正常流通，那會如何？歧伯的回答是：「絡絕則徑通。」可以透過「氣街」紓解原有的氣能，這樣營、衛氣仍然可以保持流通，維持身體的健康。在《黃帝內經・靈樞・衛氣行第七十六》另有一段文字說明：

請言氣街，胸氣有街，腹氣有街，頭氣有街，脛氣有街。

看來在人體內，從頭頂到腳踝脛骨處，還有四處「氣街」，可以在經、絡脈等正常氣脈網路無法運行時，做為替代的氣流通路。原來上帝在創造人類時，對於行氣網路居然還造了備份系統（redundancy），就像電腦伺服器（server）的資料庫，通常都有備份資料以防當機。當然更像高速公路路肩或平面替代道路，在正常道路壅塞時，可以即時紓解車潮，維持交通順暢。

人體內的四個氣街

據《黃帝內經》記載，人體從頭到腳有四個氣街提供氣能流通、儲放。很多人對於「氣街」這個名稱感到陌生，其實它們就相當於「丹田」，頭、胸、腹氣街等於上、中、下丹田。只有足部氣街一般不以丹田為名，不過莊子特別點出「真人之息以踵」，讓人對足部氣街不敢或忘。其實，現今真正懂得足部保健的行家，也頗重視這塊小腿脛骨與腳掌相連的區域，所以特別給予「阿基里斯腱」的名稱。

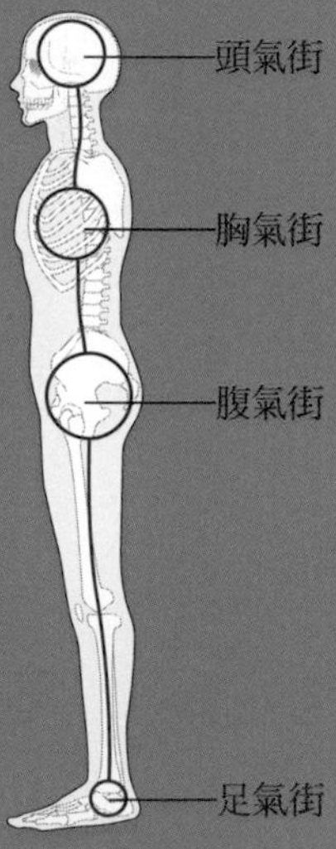

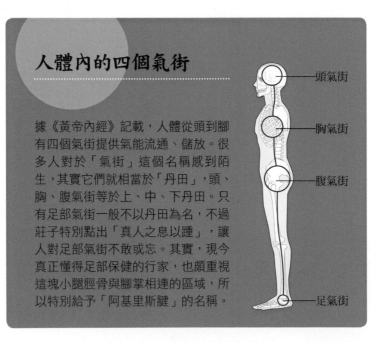

所以，《莊子》說道行高深的真人知道使用「踵息」，如此雙系統隨時都能運作，更可確保身體健康無礙。其實「踵息」的功效，不只是備份的緊急通道，由於它的氣路從頭頂到腳底，所以行氣路徑最長，正如《莊子》所言「其息深深」。而且所要調理的四處「氣街」，頭、胸、腹三處，對應上、中、下三個丹田區域，再加上腳踝處的第四個「氣街」，正好串聯了身體主要藏氣的部位。因此，「踵息」的呼吸，顯然是將丹田的氣延伸到腳跟，如此除了可以氣行全身小周天，還可透過湧泉穴與地氣相通，進一步增加身體的氣能。

人體內的兩套行氣系統

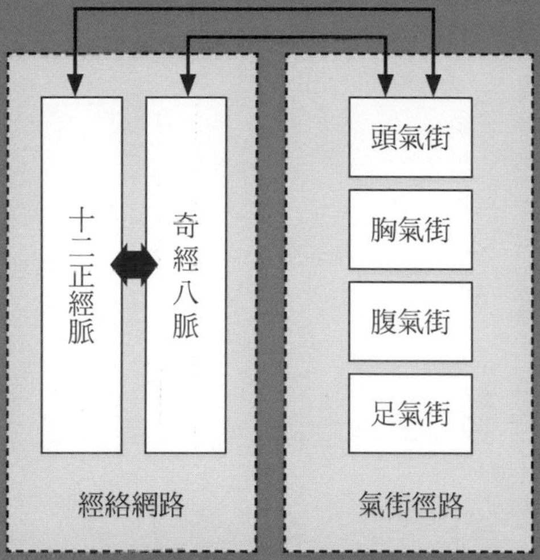

早在上帝創造人類時就有高科技的概念，知道為人體的經絡行氣網路設計一套備用系統，就是所謂氣街徑路。平常飲食、呼吸所產生的營、衛氣，主要在經絡網路上流通，一旦身體出了狀況，使氣流阻塞時，氣能就會改走氣街徑路，所以人體仍能維持正常的運作，這就是所謂的「絡絕則徑通」。練功的人平常多在氣街（丹田）養氣、化氣，等於隨時在養護氣能的逃生系統，讓身體健康有更明確的保障。

●「踵息」可修補阿基里斯的罩門

提到「踵息」，就想起《木馬屠城記》裡的希臘神話英雄阿基里斯（Achilles）。因為他的母親海洋女神蒂提斯（Thetis）在阿基里斯一出生，就將他全身浸泡在冥河之中，造就了阿基里斯金剛不壞的軀體，全身刀槍不入。只是百密一疏，蒂提斯當初是抓著阿基里斯的足踝，讓他沉浸在河中，結果留下未接受洗禮的腳踵，成為他日後最脆弱的罩門。

後來在木馬屠城中，特洛伊王子帕里斯（Paris）經由特洛伊守護神阿波羅（Apollo）太陽神的指點，用箭射穿阿基里斯的足踝，破了阿基里斯的金鐘罩。以現代醫學眼光，人的腳踵承受全身重量，如果沒有經常保持鬆軟柔韌，本來就容易滯氣不通，造成行動不便或足部扭傷。醫學上還特別將足踝的肌腱命名為「阿基里斯腱」。

太極名家「太極導引」創始人熊老師，曾經在課堂上出示他那雙經由「纏絲勁」與「踵息」鍛鍊的足踝，正是鬆軟非常、柔韌有加。而「太極導引」十二式中，就有一式「呼吸以踵」的導氣法。

在阿基里斯的故事中，最後由太陽神阿波羅點出他的罩門在腳跟，就已暗示阿基里斯的問題是陽氣未通到足踝。想來如果阿基里斯能夠東學西用，從小就以「踵息」的呼吸法來調理腳踵，以他的資質再加上母親海洋女神的通關開竅，相信一定可以修補腳踵的罩門，成就十足的金剛不壞之身。

「天風姤」是阿基里斯神話的卦象

從《易經》觀點，阿基里斯的故事正是「天風姤」的卦象（䷫）。

「天風姤」上卦為三陽爻的「天」（☰），下卦為二陽一陰的「風」（☴），兩者相疊成「姤」卦。「姤」有男女邂逅或陰陽交媾的意思。整個卦象五陽一陰從上而下，陽爻止於二位，獨留最底陰氣初爻，顯然就是罩門在腳跟的阿基里斯。而且，木馬屠城故事的起因，是因為特洛伊王子搶了希臘皇后海倫；還有希臘軍隊在攻打特洛伊城初期，阿基里斯拒絕介入，也是因為希臘皇占有了他心愛的女奴。所有戲碼都是群雄爭奪美女，五陽逐陰的「天風姤」卦象。

另外，特洛伊王子的名字帕里斯，原文Paris，也和全世界最浪漫多情的國家——法國，首都巴黎同名。想來法國人風流倜儻，原來也屬「天風姤」卦象的含射範圍。

註釋

❶同身三寸，即以自己三手指橫放的寬度。

天風姤卦

天風姤 ䷫ 〔天〕〔風〕

卦辭：「女壯，勿用取女。」

天風姤卦只有初爻為陰，其餘五爻都是陽爻。卦象表示陽氣已經來到頂峰，輪到陰氣流行的局勢，所以卦辭說「女壯」。從人事上看，此卦唯一之陰女來自下卦之「巽風」，顯然這個女人有風的特質，只要有縫隙就能吹鑽進去。換句話說，這個女人可能極盡奉承、迎合，以媚惑五陽爻所代表的各式男人。從傳統的角度，這樣的女人無法被視為是賢妻良母，所以卦辭上又說「勿用取女」。

《第九篇》

調心：意守、存思、觀照

不同於一般的運動，練功除了在生理層次的肉體下功夫，更要在心理層次的心神做調整。人累了，身體可以藉由休息或睡眠得到調整，但心智的活動，從出生之後就不曾停歇，似乎沒有開關可以讓它暫停。調心的功法就是希望能緩和或單純心思，使人體有真正休養生息的時刻。當然對修行而言，可以更進一步歸根復命、明心見性、見性成佛。

●後天心思過於忙亂，導致先天功能無從發揮

通常練功是透過調身（或調勢）、調息（或調氣）和調心（或調性）的方法來達到鍛鍊的目的。而一般運動大多以肢體活動的調身為主，只有少數像長跑或游泳等運動，會兼顧呼吸調節，或者說類似調息的訓練。至於調心的功夫，可能是更少數的專業運動員才會需求。這也是練功與普通運動最大不同的地方。

不過，說到練功所講究的調心，是迥異於平常所認知的心性調整。人從生命成形的那一刻起，「心」就不斷的忙於處理人體各種機能的運作、感知和反應等，包括喜、怒、哀、樂、吃、喝、拉、撒等，不論是肉體的、還是精神的，生理的或心理的，幾乎無一不是「心」的作用。而且除了上述後天的事項，另外先天本性就有的特質能力，也一樣須經由「心」的發號施令才會產生功能。正如佛家所言「一切唯心造」。只不過為了維持人的生活和生命中的一切，光是後天的事務就已占滿「心」的運作，因此，先天既有的功能多被擱置而無從發揮。

以目前普及於生活中的電腦為例，就更能明白這種狀況。大致來說，電腦是由實體電子零件的電路硬體，以及用電腦指令編寫的各種程式軟體所組成，然後由電腦核心的中央處理單元，簡稱CPU（**central processing unit**），根據程式軟體的指令，去驅動對應的電路硬體，以執行使用者要的各式功能。如果將電腦的硬體比喻為構築人類肉體的所有器官、組織，則軟體就相當於指導這些器官、組織工作的各種心思、意念，而「心」大概就相當於CPU。

時下大部分的人在使用電腦時，都是多種功能同時開啟，譬如一邊做文書資料的編寫，一邊執行影音功能聽音樂，另外又即時連線臉書（**Facebook**）或MSN，隨時接收親朋好友傳來的各類訊息。在這期間，可能後臺（**background**）還有各式程式，如防毒軟體，仍不間斷的在工作著。

人「心」忙碌的程度，比起電腦CPU有過之而無不及。雖然現在的電腦CPU功能都非常強大，但整體的處理能力還是有它的極限，所以，當我們上網大量下載資料或燒錄光碟的時候，最好能暫時將其他的軟體程式關閉，使電腦能有較多資源處理這類的工作，否則有時會造成下載斷線或者燒錄失敗等錯誤狀況。有些電腦病毒或間諜軟體就是利用這種特性，讓CPU窮忙於一些無謂的軟體動作，而無法分配適當的時間、資源去執行使用者真正需要的工作，導致電腦像是癱瘓了一樣，反應牛步化或甚至當機，動彈不得……。

人的狀況也頗為雷同，由於人的心念總是不受控制，經常在剎那間就會連串產生數個、甚至數十個念頭，讓人心意飄移不定。而且心念的活動幾乎片刻不斷，不但清醒時在進行，連睡夢中也不會停止。「心」的功能就是這樣隨時被盤據著，致使練功所要追求的氣機發動停滯難轉，自我療病功能也關閉不得發揮，返觀內視的能力退化，感知他人心思的神通更是天方夜譚……當然，因為長久無法發動這些先天的功能，連帶使相關的器官、組織也鈍化不堪使用。而先天氣機發動所要行經的穴道、氣脈等，經年累月堆積了油脂等雜物，更是雪上加霜，造成氣能難以順利流通。

●調心是為了減少不必要的後天運作

這樣的道理，可從一些身心功能異常的人身上看出一點端倪。例如一般眼盲的人，相對地在聽覺、嗅覺或觸覺上總會比常人敏銳；自閉症患者也往往有某種特別的超人能力……這些情況可能都是因為身體某些功能被關閉，從而使「心」能夠空出更多的時間、資源，轉而使其他方面的功能，可以發揮得更徹底所致。這也是一般所說的「上帝關了一扇門，總會開啟另一葉窗」的現象。

可以很明白地看出，練功所要調整的，不過就是日常的心態，從減少不必要的後天運作，到降低那些隨時會冒出來的各式各樣、毫無緣由的混亂心思，如此人自性內既有的先天佛性、自然真我，才有可能不被掩蔽而得以顯現。這也是練功需要調心功法的主要原因。

●守竅是常見的調心功法

《道德經・復命章第十六》中，提及：

歸根曰靜，靜曰復命，復命曰常，知常則明。

所以，道家講究清靜無為，就是要滌除後天的種種掩蔽、汙染，歸根復命，期望心境得以回復生命之初的清明。在練功的實務上，可以利用調心的手段達成上述的目標，最常見的是以守竅的功夫，來緩和或純化心思的波動。

所謂守竅，就是運用意念將心思固守在關竅上，又稱「意守」。如此一來，心思不致隨意亂飄，且意念所到之處，體內氣能也會跟著聚集。等到火候足夠以後，還可以進一步打通關竅，讓內氣在氣脈上運行起來。

關竅是人體氣脈系統上的重要節點，可視為氣脈上的變壓或加壓氣閥，同時也可能是氣脈與脈外能量交通的進出口。雖然每個關竅的結構不盡相同，不過它們的主要工作原理大同小異。在關竅的示意圖中可以看出，關竅就像一顆雞蛋，裡面有一個如同蛋黃的竅核，上下各有一個通氣的孔竅。一般人的關竅大多未運作，竅核就黏附在底端，堵住了下方孔竅，造成關竅阻塞。

根據練功「意到氣到」的學理，意念指向哪裡，氣也會跟到哪裡，所以守竅可以使氣匯集在關竅上。等到竅核匯聚足夠的能量，就會開始轉動而懸浮於

關竅示意圖

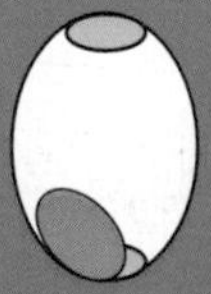

每個關竅的結構不盡相同，而且孔竅數有多有少。這裡為了方便說明，想像關竅如雞蛋一般，只不過上下多了兩個竅孔。裡面像蛋黃的橢圓黑點就是竅核。普通人竅核沒有能量，所以倒躺在竅殼底端堵住了竅孔，就是所謂關竅不通或未開竅。

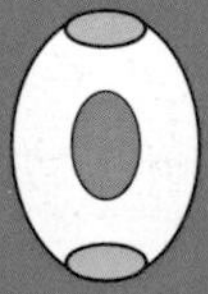

經守竅等功法修練，或師父點開關竅之後，竅核匯集足夠能量開始轉動。此時，竅核與外圍的竅殼會有類似磁浮的電磁作用，使竅核騰空旋轉，不再壓住底部的竅孔，能量因此得以流通。

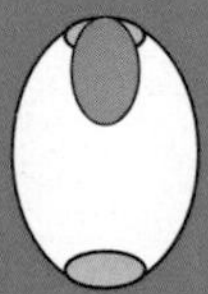

守竅應放鬆意念，似有若無，意念跑掉等於沒有意守；相反地，若用意太深，使竅核浮升過高，反而堵塞了上方的孔竅，同樣也是開竅不成。

竅內，此時上下兩個氣孔就可以流通能量。這種情形跟玩陀螺相似，當陀螺有適當的轉動速度時，中心軸承會豎立起來，使整個陀螺離開地面，只靠轉軸末端站立在接觸面上，支撐全部重量。待轉速減弱之後，陀螺才會逐漸東倒西歪，最後倒地不起。

不同於陀螺的是，竅核與竅殼之間還有類似磁浮的效應，使竅核會因電磁場的作用，而在關竅內騰空轉動，就是所謂關竅打開的狀態。有趣的是若用意過深，竅核浮升太高，反而堵住上面的竅孔，同樣也是開竅不成。所以過與不及都不成，練功總是講究似有若無，雖說「意到氣到」，但執著於表相刻意守竅，與不用意念照守，都是徒勞無功，必須「無所住而生其心」，如來如不來，才是真正的守竅功夫。

廣義的「意守」，不僅只針對關竅，舉凡丹田、穴道和各處器官等，都是可用意駐守的對象，有時甚至對於身體上的病灶、痛點，也能以意守照，功夫到家者可藉此產生自我療養的功效。其實很多氣功、內功與道功的修持，剛開始也都是引用意念來導氣，等到火候成熟，氣機逐漸發動，才將意念去除，由本性自行主宰能量的運轉。

●外從天地景物，內至人體組織，都有神明駐守

另外，有些功法強調用意念想像，去形塑神化的景象，期望有朝一日終能「弄假成真」，可以由後天的心思，直接開啟先天的境界。這種又名「存思」或「存想」的功法，在很多道教經書經常出現。存思功法一般針對人體五臟六腑器官，以及一些與練功修行

有關的丹田、關竅等處，想像這些地方是宮殿住所，有對應的神祇往返於該處和天地之間，每位神明甚至還有圖像、名字，以方便更具體的存思。神仙據點駐守，表示該處清淨氣盛，對人來說是確保健康最直截了當的方法。《上清黃庭內景經・心神章第八》對於五藏神名號，就有清楚的記載：

心神丹元字守靈，肺神皓華字虛成，肝神龍煙字含明，翳郁導煙主濁清，腎神玄冥字育嬰，脾神常在字魂停，膽神龍曜字威明。六府五藏神體精，皆在心內運天經，晝夜存之自長生。

有的功法還有整套存想流程，請神明將人體內的汙穢，甚至慾念等偏差的想法清除，以達修行的目的。另外，透過存思可與天地之間的代表景物，如日、月、北極星、北斗七星等進行連結，從這些能量體汲取光電，以增強人體的能量。比較特別的是，四時、五行、八卦等與《易經》相關的符號，也都有代表的神明，可以幫助人們淨化身心，消災解厄。

所以《太平經》有云：

此四時五行精神，入為人五藏神，出為四時五行神精。其近人者，名為五德之神，與人藏神相似。其遠人者，名為陽歷，字為四時兵馬，可以拱邪，亦隨四時氣衰盛而行。

存思或觀想，都是期望用後天意念引動先天神明

佛教也有所謂「觀想」的功法，其基本原理與道教的存思相近，同樣也是藉由意念專注想像，來達到澄清心靈或通關過脈等，有利修行的境界，像天台宗的止觀法門，以及密宗的一些密法，就是這樣的目的。談到密宗的密法，有人稱之為「出世解」，因為它所產生的功效，有很多無法用科學來理解。也因此有部分的密法，被用來幫助追求入世的利益，如招財、求職、治病、解厄等，雖然有時也會出現不可思議的結果，但《金剛經》有云：

應無所住而生其心。

不論是存思或觀想，因為都是集中意念、專注精神，用「心」去想像，往往會因過於執著而分不清虛幻與真實，最好在明師指點下，修持這類的功法才不會走火入魔。所以走大眾路線的教派，比較會提倡類似意守的簡單法門，比如數息、唸佛、誦經、持咒等，用以清淨心靈。本來功法愈單純才愈能達到調心的目標。同樣也在《金剛經》裡面，有四句偈語曰：

一切有為法，如夢幻泡影，如露亦如電，應作如是觀。

守竅時，光是用意過深都已嫌太過。更何況存思與觀想的功法，更常有一整套詳細而冗長的劇本，修練者須用心念意想以走完全程。其實最好的功法就是乾脆什麼也不想，一念不起的「放空」。不過，這也是最難修持的功法。普通沒有禪定功夫的人想要放空心思，幾乎不是失神欲睡，就是萬念俱起，心思反因不受節制而更加紛亂。

● 意守時腦內α（alpha）波會增強

根據現代科學的研究，普通人在清醒張眼接觸外界訊息時，腦內會存在每秒振動14至30多次（即頻率約在14Hz～30Hz之間）的微弱

腦波變化示意圖

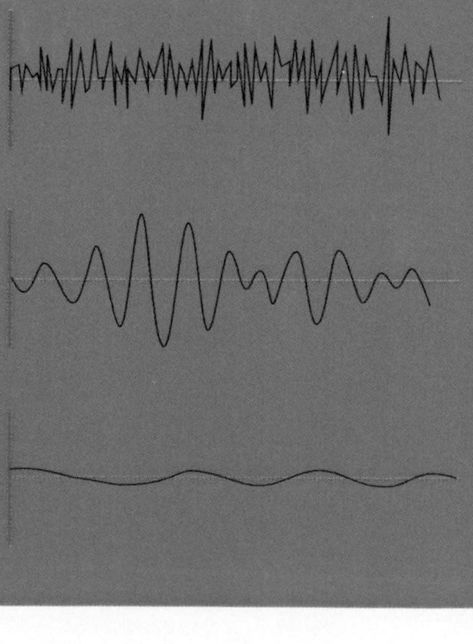

平常時的腦波

平常人在活動時腦波較為混亂，而且強度較弱，腦波振動頻率從每秒十四次到三十幾次都有。一般稱為β波。

守竅時的腦波

由於心思專一，反應在腦波上就是每秒震動八到十三次的信號特別凸顯。這就是練功、禪坐最常出現的α波。

放空時的腦波

練功真正一念不起，完全摒棄後天心意的作用，腦波也會跟著消失。這可能也是《莊子》所提「心齋」所要的境界。

電波，一般稱為β（beta）波的腦波。閉上眼睛時，腦波頻率就降至8Hz～13Hz的範圍，是所謂的α波。若進一步昏沉瞌睡，腦波頻率將再降為4Hz～7Hz之間的θ（theta）波。

真正放鬆深入睡眠，腦波的振動頻率也跟著變低，成為每秒4次以下的δ（sigma）波。可以說一般人在日常生活裡，不管是清醒或睡眠，腦波都相當的微弱和混亂。但練功有了一定的火候，守竅或施行以意為導的功法時，腦內的α波會明顯增強。顯見意守的功夫確實能單純心念的波動，使腦波能量集中在某一波段被放大。如果用的是放空的功法，反而真得如同一念不生般，腦波完全消失不見蹤影。

無聽之以心而聽之以氣

《莊子・養生主第三》裡有一則著名的「庖丁解牛」。庖丁是故事中的主角，他是一位執業多年的殺牛屠戶。

因為牛隻龐大，宰殺牛隻所用的牛刀，很容易磨損變鈍。在當時，普通的屠夫差不多每個月要更換一把牛刀，而技術比較老到的屠夫，最長也只能撐一年，終究還是要改用新刀。但庖丁手中的牛刀用了十九年，宰了數千頭的牛隻，依舊銳利如新啟用的刀子一般。探究其中原由，並非因庖丁用的是一把「屠牛寶刀」，可以宰牛如切豆腐，而是因為他在殺牛時「以神遇而不以目視，官知止而神欲行」，也就是說，他是靠心神引領「依乎天理」、「因其固然」的去支解牛隻，而不是靠感官知覺使用蠻勁，所以「恢恢乎其於游刃必有餘地矣」。

不過這種「止官知，行神欲」的功夫，雖然已經超越純生理的感官作用，但取而代之的心神，仍然不脫後天的功能，還不算是莊子眼中最好的表現。真正至高無上的境界，要數《莊子・人間世第四》裡面，藉由孔子與弟子顏回之間的對話，所闡述的「心齋」：

回曰：敢問心齋？

仲尼曰：若一志，無聽之以耳而聽之以心，無聽之以心而聽之以氣。聽止於耳，心止於符，氣也者虛而待物者也。唯道集虛，虛者心齋也。

照莊子的說法，固然用器官去感覺，會被內在實體感官的作用所限制，但專注意志靠心神感應，不管是有形還是無形的事物，仍然擺脫不了要有外在的符象來引動，只有「聽之以氣」才是正道，因為氣是空無一物、全面的接受一切。也就是說，最終應該摒棄心神所能主宰的所有後天作用，虛其內外，直接感受氣的變化，才是合於天道的功夫。

在《金剛經》中有一段提到「忍辱波羅蜜」的小故事，佛陀說在前生某一世，因故被歌利王下令以刀割截身體，所幸當時是處在「無我相、無人相、無眾生相、無壽者相」的狀態，否則不僅肉體無法承受殘害，而且內心不免生出嗔恨。如果因而心有怨懟，就算來日證道，所修得的也是苦果，說不定還得再作五百世的忍辱仙人。

所以佛陀接著說：

菩薩應離一切相，發阿耨多羅三藐三菩提心，不應住色生心，不應住聲香味觸法生心。應生無所住心。

「聽之以心」雖然已跨越了人身內在實體（感官）的極限，但於外還是會被意識所牽絆，而需有外在的相（色、聲、香、味、觸、法）來觸動，才能心有所感。要做到如同忍辱仙人修行所追求的，外不感其辱，內不覺其忍，裡外皆虛無，物我兩忘，才算心齋的最高境界。「聽之以氣」就相當於聽之以「阿耨多羅三藐三菩提心」或聽之以「無所住心」，同樣都是超越後天作用的先天功夫。

「虛者心齋也。」最後再回到書上來找答案，看看接下去顏回做了功夫之後，對心齋的體悟如何？又得到老師如何的評語？

顏回曰：「回之未始得使，實自回也；得使之也，未始有回也。可謂虛乎？」

夫子曰：「盡矣！」

顏回說，未行功前一個紮實自我的顏回就存在那裡，但行了心齋功法之後，整個顏回就像從來不曾存在一樣，這是否「可謂虛乎」？孔子回答說：「完全正確！」

從先天十三勢演變而來的太極拳，拳術中包含所謂推手的功夫。推手在表面上，似乎是兩人你來我往的勁力推卸，實際上更是培養聽勁、懂勁的調心功夫，可以說推手就是《莊子》心齋最具體的家庭作業。剛開始雙方互相不知退讓的用力推擠，是「聽之以耳」的感官作用；漸漸掌握鬆柔的要領之後，只憑藉虛有若無的掌背黏貼，就可判斷對手進、退、左、右、強、弱、急、緩的勁力改變，這是「聽之以心」的心神感應；最後鬆透骨髓，空無所恃，完全順應氣場的變化做出反應，就是「聽之以氣」的天人功夫。

總結來說，「聽之以耳」是「實」；「聽之以心」是「似虛若實」；「聽之以氣」才是完完全全的「虛」。

●「觀照」是無我的先天力量

綜觀本文所提到的守竅（意守）、放空、存思、數息、唸佛、誦經、持咒、觀想等功法，無非都是為了將後天的心神作用，降到最低的調心修練。換句話說，是期冀透過這些功法來破除後天的作用，打開先天的大門。

經過一段時間的鍛鍊之後，或許因修練有了火候，而開始會顯露一些先天的能力，不過到底這些都還不是究竟的法門，真正的先天功夫是「觀照」而非「觀想」，是「照察」而非「意守」等功法。

眾所周知，李時珍在《奇經八脈考》的經典名言：

內景隧道，惟返觀者能照察之。

人體內的氣脈，須有內視觀照能力的人才能察覺得出來。所謂觀照，正是使用關竅照察的先天作用。一般是祖竅（天眼）或靈臺有打通的人，可以從關竅發出如雷射的光電，照射在所觀的物件上，如同手電筒光照一樣。所以，高段的守竅是用觀照，而非意守。使用觀照的力量，不涉心神的作用，物我兩忘就只是用光照射。像電視節目探索頻道，在非洲大草原拍攝動物生態影片一樣，不干涉、不憐憫、不激情，只是將攝影鏡頭對準畫面而已。這也是老子提到的「天地不仁，以萬物為芻狗」，也是莊子認為的「大仁不仁」最佳詮釋。

佛教最為大眾所熟悉的聞聲救苦觀世音菩薩，就是觀照神通的上好典範。世上的呼救聲音，菩薩如果只是用耳傾聽，顯然「聽止於耳」，根本照顧不到全世界的芸芸眾生，只有用觀照的力量，藉由普照天地的佛光，才能察遍寰宇各個角落，不管是大聲哭喊，還是內心泣訴的所有聲音。這也是無上無等無量「聽之以氣」的仙佛修為。

《第十篇》四正為罡

談到方位，一般稱東、西、南、北為「四正」，東南、西南、東北、西北為「四隅」。用十二地支的子、午、卯、酉，對應北、南、東、西，所以子、午、卯、酉也稱為「四正地」或「四正時」。以八卦來看東、西、南、北，分別是震、兌、離、坎四卦，因此在《易經》裡，也把這四卦叫做「四正卦」。相對的，在人體上也有「四正」的說法，從頭頂沿著身體內垂直中心線到底端會陰處，有四個重要關竅，將此四個關竅對正在一線上也稱「四正」。練功時講求將此四竅連結，向上承接天電，往下汲引地電，就叫「四正為罡」。「四正為罡」對應中脈，是正骨、通脈的養生功法，也是修命、修性的高級功夫。

「四正為罡」這句話聽起來像是《說文解字》中的詞句，其實在練功的領域裡，「四正為罡」卻是一句極為根本，且極為重要的心法要訣。練功基本上講求的是「骨正」、「筋鬆」，然後才能進一步「脈通」。唯有經脈通暢，後天的濁氣才能順利排出，先天的真氣才會逐漸啟動，從而達到真炁氣動循環，活化身體器官乃至細胞的境界。

「中脈」是從頭頂到會陰，垂直貫穿人體的中心線

人體的結構以支撐頭顱的脊椎為主要支柱，如同房子的梁柱一般；然後胸肋骨、骨盤、四肢等分別連結在脊椎上，形成人體完整的骨架；接著五臟六腑等各個器官，再依序掛置在脊椎上，如此大致完成人體生理的主要配置。

因此，練功要求「骨正」，即以對應脊椎的「中脈」為主。所謂的「中脈」，從頭顱頂部中心點直線貫穿人體，直抵人體軀幹最下方的會陰處。中脈穿過人體垂直的中心線，就是一條在脊椎前方、平行脊椎的縱向氣脈，其間通過體內幾個重要的關竅，最後從底端會陰穿體而出。

「中脈」的修練，佛教密宗有「七輪三脈」之說

中脈的修練在佛家、道家，乃至各家不同的派別，都有各種不同的修練方式。佛家以密宗而言，有「七輪三脈」之說。三脈就是由貫穿人體中心線的中脈，和平行中脈於左右兩邊的左脈、右脈共同組成。沿著氣脈從頭頂至下體底部，有六個稱為「輪」的修

練點，依序分別是：頂輪、眉心輪、喉輪、心輪、臍輪和海底輪，再加上頭頂上方虛空位置的一點，名為梵穴輪，合起來稱為七輪。海底輪相當於道家關竅會陰的位置；臍輪對應於肚臍位置的胎元；心輪等同於胸口的膻中；喉輪在喉頭的位置，這一部位是道家所沒有的；接下去的眉心輪，約略就是頭顱內中心點的靈臺；頂輪即百會穴。最後在頭頂上方的梵穴輪，不在人體身上，亦是密宗修練所特有的。

關於七輪三脈的修練方式，一般入門就是以靜坐觀想為主，由上而下沿中脈貫穿七輪，隨著觀想內容的不同與心念集中的程度，功力逐步增加。此外，也有加上唸咒、持手印等，以身、口、意三密，共同加持的高段修練功法。總之，目的就是要將中脈打通，使內氣流通，甚至通電發光。

密宗的七輪三脈

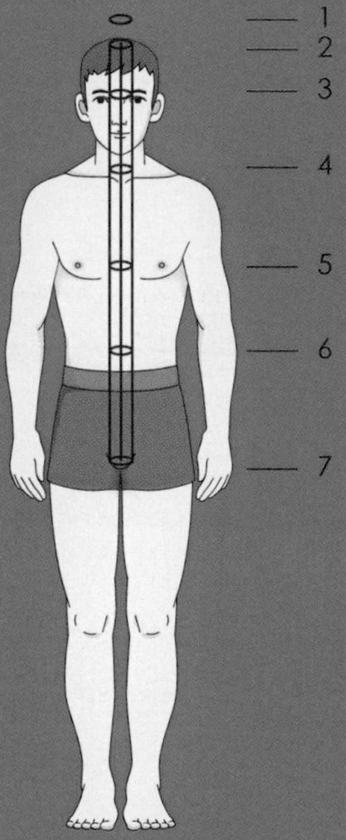

密宗所說的三脈，大致如圖中人體中間三條垂直的線段，從左到右分別是：右脈、中脈、左脈。至於七輪的位置，就是沿著三脈上的圈圈，從上往下編號：1.梵穴輪、2.頂輪、3.眉心輪、4.喉輪、5.心輪、6.臍輪、7.海底輪。

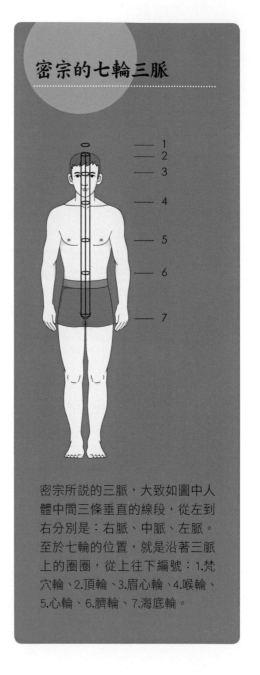

●「四正為罡」是正統道家對中脈的修練功法

「四正為罡」則是正統道家對中脈的修練功法之一。嚴格來說，道家的修行，主要的奇經八脈，就算加上十二正經脈，都無所謂的中脈之說。若要勉強找出對應於佛家中脈位置的氣脈，大概就以奇經八脈中的「衝脈」最為接近。不過，本文所提「四正為罡」的修練，雖然是正統道家的功法，但在人體內的氣行路徑似乎與佛家的中脈更為接近。

有關「四正為罡」的修練方式，主要按身體的結構，分三段取四個主要關竅，為意守或觀照的重點，將整條中脈連貫起來。這四個主要關竅，由上而下，是由眉心往頭顱內與中脈交點的「靈臺」；然後是胸口位置，兩個乳頭連線中點，往體內與中脈的交點「膻中」；再沿中脈往下至對應肚臍位置的「胎元」（即由肚臍往體內與從靈臺而下的

四正為罡示意圖

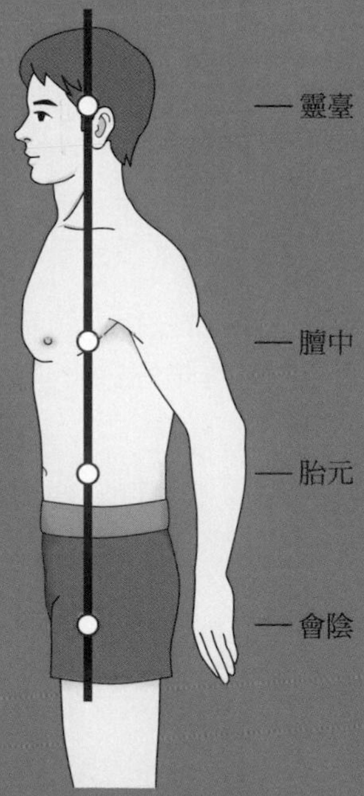

將人體中心線的四個關竅串連成一直線，就是所謂四正為罡。從上到下依序是：

1.對應眉心的靈臺。
2.對應乳頭的膻中。
3.對應肚臍的胎元。
4.在尿道、肛門兩下陰之間的會陰。

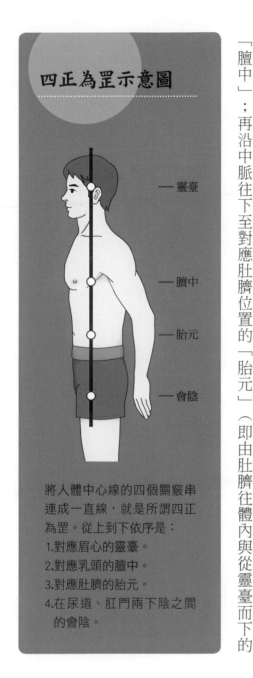

中脈交會點）；最後是人體下方肛門口與尿道出口下沿連線中點的「會陰」。將這四點連成一直線，就是所謂的「四正為罡」。這四個關竅若能對正在一條直線上，則脊椎跟著挺直，人體自然端正，這就是所謂「四正為罡」的道理。

小時候，常聽見老人家要我們坐有坐相時，就會說一句臺灣俚語：「坐乎四正。」原來這就是「四正為罡」。其實有些練功的準則或術語，早就與生活打成一片，成為日常生活的規範。

●「四正為罡」是一條「通天大道」

從練功的觀點，「四正為罡」當然不僅是端正骨架而已。從頭到底部，這一條貫穿身體的中脈，就如同齊天大聖孫悟空從海龍王龍宮強借來的「定海神針」金箍棒一般，可長可短，短則在人體內貫穿人體，長則可穿體而出，更向地層扎根。

人體藉由此脈可將濁氣排至地下，還可藉此脈汲取地層的靈氣。「四正為罡」也是一條「通天大道」，可以直沖天際承接宇宙靈光。一些修練仙道有成者，其陽神更可從此「通天大道」脫「殼」而出，遨遊浩瀚無垠的宇宙。道行更高者，更就此羽化成仙，真正上了天堂或飛往西方極樂世界去也。又因為到了彼等境界，整條中脈會發出明亮異常的光芒，所以又有人將之稱為「金仙大道」。

●「四正為罡」可練成「定海神針」或「先天一炁」

「四正為罡」入門的修練模式，顧名思義，當然是將靈臺、膻中、胎元、會陰四個關竅，以意守或觀照的方式連成一線。而依整條氣脈運行的路徑又可分兩種功法：一種是意想（或觀照）氣或能量從天而降進入頭頂，一路貫穿靈臺、膻中、胎元、會陰，最後穿底而出射入地層，往下扎根扎得愈深愈好。這是「定海神針」的修行功法。如同樹木一樣，根往地下扎，扎得愈深愈能茁壯成長。

這門功法如能練成，就像一般物理的電學理論所提到的「地線」，也就是說這根「定海神針」如同安裝在人體內的導電避雷地線。據說它的效果像建築物的避雷針一樣，練成的人如遇雷電劈打，電力會在這根「定海神針」的中脈導引下流向地面，所以其人不會受到「天打雷劈」。另一種修練模式是讓氣分兩線行進，一線從天而降，穿過靈臺、膻中而止於胎元；另一線乃提會陰吸引地的能量往胎元聚集。也就是說從天而下的「天線」，經靈臺、膻中直抵胎元，

定海神針行功路徑圖

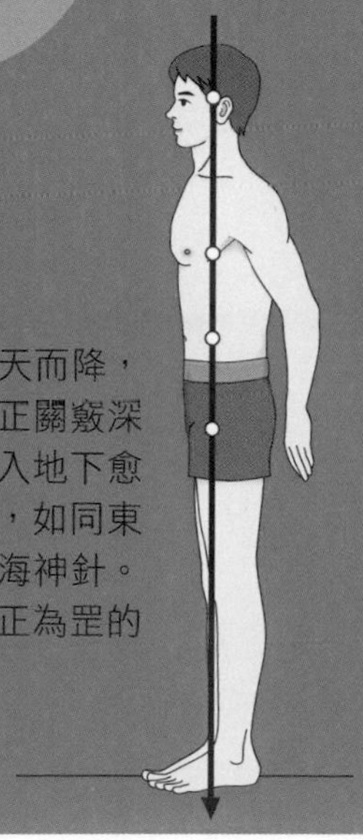

意想能量從天而降，穿透體內四正關竅深入地層，扎入地下愈深功力愈高，如同東海龍宮的定海神針。這是本於四正為罡的功夫之一。

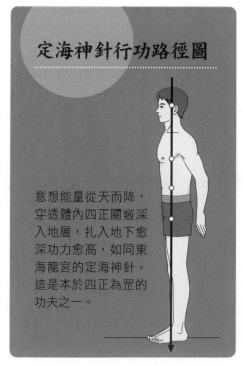

另一路經會陰由下往上的「地線」，雙線匯整於胎元，使胎元能匯聚天地的能量而慢慢淬煉結丹。這是「先天一炁」的修行功法。

●「四正為罡」有修「命」的自我鍛鍊的功法

上述的修練方法，乍聽起來很容易，似乎是人人皆可入手的功法。其實這種以意導氣的修練方式，是直接指向心性，即所謂「性功」的鍛鍊方法。若缺乏明師指點，能真正練到開竅通脈的人如鳳毛麟角，可能千萬人中難取其一。而且，若是過度執著、不知放鬆的人，更可能從「意想」變成「假想」，主觀上自以為氣行經脈，實際上卻把「走火」的「假通」，當成真氣流行的「真通」，最後造成「入魔」的病態狀況。

另外，心思意念比較敏銳，有所謂敏感體質的人，也比較容易以假當真造成傷害。還有一些真正在身體方面有障礙的練功者，例如：骨架不正或脊椎歪斜等有生理缺陷的人，要靠單純的意守、觀想打通氣脈，往往很難達成，還可能適得其反、愈練愈偏。究其因，前者由於過於敏感而無法客觀分辨「真」「假」通脈的狀態，後者會因物理上的

先天一炁行功路徑圖

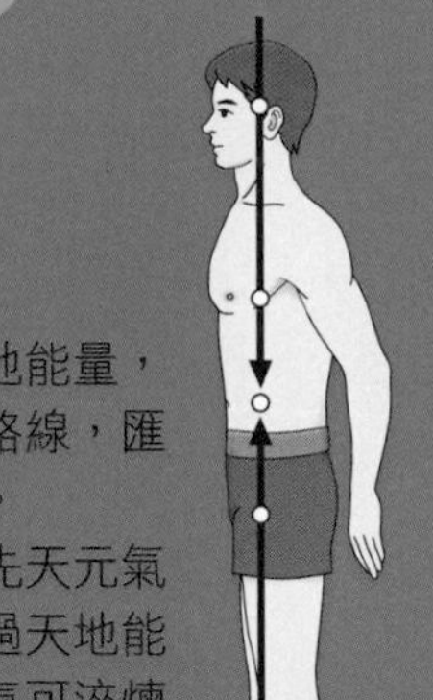

此功法存想天地能量，循四正為罡的路線，匯聚於胎元關竅。
胎元就是體內先天元氣所藏之處。經過天地能量的加持，元氣可淬煉成元炁。這也是以四正為罡做基礎的功夫之一。

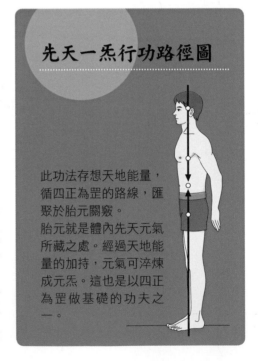

實際限制，造成體內關竅不能對正連成直線，從而減弱能量的流通。

比較保險而且適合自我修練的功法，可從實際操控關竅周遭肌肉的縮放做起，也就是所謂「命功」的鍛鍊方法。構成四正的四個關竅，由下而上，愈在下方者，愈容易由個人的意志去控制相關肌肉的運動。所以，能運用自由意志操控的關竅，主要是位於下半身的會陰和胎元。膻中勉強還能運動到，至於最上端的靈臺就完全無法控制，只能以意念觀想或守竅來鍛鍊。

先從會陰說起，一般所謂的「提肛」，就是對會陰附近肌肉的縮放訓練，只是不應真的提肛門，而應該提稍往前面的會陰。經過一段時日的會陰提放訓練後，再加入肚臍

四正為罡的命功練法圖解

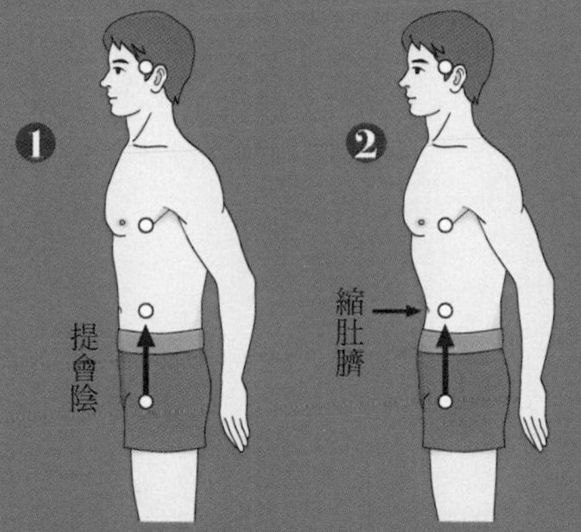

1.往胎元方向上提會陰。
2.內縮胎元與提會陰之力道相合。

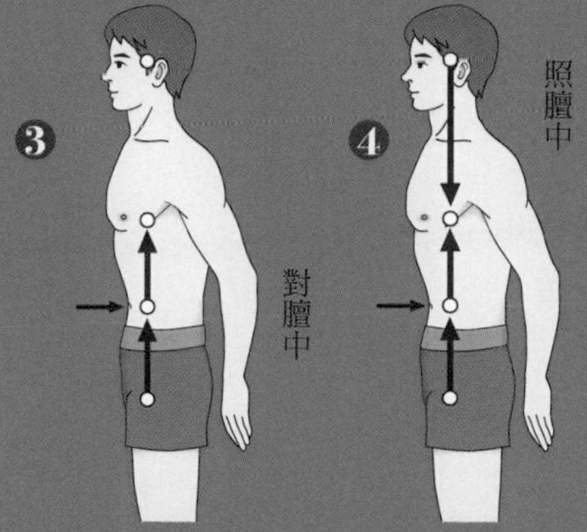

3.結合會陰、胎元之力道，往上對準膻中。
4.最後由靈臺觀照膻中，完成四正連線。

的縮放動作，也就是說同時「往上提會陰」、「往內縮肚臍」，讓會陰、胎元反覆進行相互緊靠、相互鬆離的運動，使訓練由點變成線。如此假以時日，進一步以會陰、胎元兩點連成的線段對準膻中，逐步將三個關竅串在一條直線。最後，意想靈臺如手電筒般直接照射在膻中，完成整個「四正為罡」的通關連線。

如此不斷的練習，直到一提會陰就能迅即串聯胎元、膻中而直通到靈臺為止，此時算是完成初步的鍛鍊。有了這一條實際鍛鍊出來的四正中線為基礎，接下來按前一段文字的說明，要選擇「定海神針」或是「先天一炁」的修練，就不致淪為想像了。

●「泥丸、湧海、丹元、神威」即對應「靈臺、會陰、胎元、膻中」的四正

泥丸上將軍，統領九部神；湧海下將軍，統領九部神；丹元中將軍，統領九部神；神威正將軍，統領九部神；四九三十六，各按本宮營。

上述這五句似詩又像偈語的文字，就登錄在道教經典《太上黃庭經》裡面，名為「黃庭真言」，目前偶爾還能在一些寺廟印刊的經書或誦本裡看到。其實很明顯的，這是更高階「四正為罡」的練功口訣，除了主要的四正關竅，每個主竅發動時，還連同周遭相關的九個關竅一起帶動。只是年久失傳，已經很少人知道這是練功的文字口訣，而只把它當成是一般的經書，甚或符咒的內容，拿來口誦嘴唸一番而已。

Part · 3

卷轉

氣行經脈　黃老之學

《知識篇》

《第十一篇》

氣脈網路

經脈或氣脈網路是中醫學對於人體官能運作特有的構圖，練功修行則以此為憑藉，進行肉體與心性的鍛鍊調整。很多古籍對於經脈的分門別類與功能作用都有不少描述，本文根據一般對經脈系統的說明，從氣能運行流通的觀點，來描繪整個氣脈網路。

「經脈」還有很多其他的稱呼，如經絡、絡脈、氣脈等，《難經》上說：「經脈者，行血氣，通陰陽，以榮於身者也。」基本上，經脈就是氣能運行流通的路徑。「經」是主幹，「絡」是分支，不分主幹、分支，稱之為「氣脈」，是較普遍性的通稱。

「脈」這個字也有多種含意，有必要詳加探究。先從《黃帝內經》檢視傳統對脈的說法，在其〈靈樞‧營衛生會第十八〉所載「營在脈中，衛在脈外」，說的是做為營氣通道的氣脈。而〈靈樞‧本神第八〉載有「心貯藏脈，神寄於脈」，又將脈變成心跳所產生的脈搏，一種附於血液的波動。

不管是做為通道的氣脈，還是心跳的脈動，脈都是透過波的運行來表現它的存在。因此，今人直接運用西方醫學的解剖技術，期望能找出像血管一樣的氣脈管線，自然很難有所發現。只有從一些物理實驗，旁證經脈可能的蹤跡，如：將放射同位素從體表的穴道注入，可以從電子照相機拍得該元素沿著氣脈移動的軌跡；另外，從皮膚電流阻抗的測量，也可發現氣脈路線附近的阻抗，明顯低於其他地方。

近年來經過一群科學人員的努力，據說已經掌握實體經脈通道存在的初步證據。自然界也有不少關於脈的說法，像「山脈連綿」，指的是起伏於平地的山勢走向。此外，在地層裡的特殊礦石、礦砂，也會群聚形成有別於一般土石的「礦脈」。

脈與管線的不同，可以很清楚的被理解。管線具有形實體的周邊界限，使管內的物體當然被框定在其中；脈是因某些無形的物理因素形成特殊環境，讓具有某類特性的物質，因而匯集其上。情況就像大海中的洋流，自成一股涇渭分明的海流，沿著固定路線，在茫茫大海中有序流動。充滿體液的人體，雖然沒有埋設有形的氣脈管線，但一些純化的高能量氣能，還是會匯聚在某些特殊的路徑，隨著體液一起流動，儼然形成一個肉眼看不出來的氣脈網路。

●十二正經脈對應五臟六腑

構成氣脈網路的經脈系統，基本上有十二正經脈和奇經八脈兩種。其中，十二正經脈對應五臟六腑主要器官組織，奇經八脈串聯十二正經，用來調節整個氣脈系統的氣能。由於十二正經脈乃依臟腑而生，所以以下先從五臟六腑說起。

五臟為心、肝、脾、肺、腎，再加上環繞心臟的「心包絡」，正好與六腑（膽、胃、大腸、小腸、膀胱、三焦）一對一配合，互為表裡。臟是實心器官，深藏體內為「裡」；腑為空心組織，接近外皮是「表」。五臟各有藏氣，分屬不同五行特質。整段敘述綜合整理於表一。

表一，臟腑五行對應表

臟	腑	五行	代表色
心	小腸	火	紅色
肝	膽	木	青色
脾	胃	土	黃色
肺	大腸	金	白色
腎	膀胱	水	黑色
心包絡	三焦		

說到三焦，也是有各種意涵，一般可以理解為不包含頭顱和四肢的身體軀幹。因為身體被皮肉所包覆，可視為一個充滿體液的腑囊，將這個腑分為上、中、下三區，就是三焦。如果採用《黃帝內經・靈樞・營衛生會第十八》的敘述：

> 上焦出於胃上口，並咽以上，貫膈而布胸中，走腋循太陰之分而行，還至陽明，上至舌，下足陽明。
>
> 中焦亦並胃中，出上焦之後，此所受氣者，泌糟粕、蒸津液、化其精微，上注於肺脈，

乃化而為血，以奉生身。

下焦者，別迴腸，注於膀胱，而滲入焉。

上焦指的是肺臟所在的胸腔，中焦是包含胃、心臟的上腹腔，而下焦則是腸道、膀胱等排泄系統所在的下腹腔。所以在《黃帝內經》的結論是：

上焦如霧，中焦如漚，下焦如瀆，此之謂也。

通常外氣功也是循這三焦，分上、中、下三段氣來鍛鍊❶。

十二正經又分三陰三陽，再依出發於上體或下肢而有手經、足經兩類。表裡相互對應之一陰一陽臟腑經脈，陽經行走於體表層或後背與腑相關，陰經深入到體內或前腹部和臟連繫。整個系統分為六組，如表二。

表二，十二正經系統

陰·臟	陽·腑
手太陰肺經	手陽明大腸經
足太陰脾經	足陽明胃經
手少陰心經	手太陽小腸經
足少陰腎經	足太陽膀胱經
手厥陰心包經	手少陽三焦經
足厥陰肝經	足少陽膽經

十二正經脈還有各層級的分支細脈，深入體內、布於體表，將人體全面網羅。第一層「十二經別」是主經脈的別支，進入更深的體內。按《黃帝內經·靈樞·經別第

十二》記述，六組經別沿襲主經脈陰陽相配，名稱也一一對應。

第二層是「十五絡脈」，除了銜接十二主經脈，再加上任脈、督脈分出的兩絡，以及從腋下出發的「脾之大絡」，共有十五絡脈。十二主經的絡脈主要分布於同組經別之間，做為表裡兩處經脈的連結，而多出的任絡、督絡、脾大絡，則分別彌補身體前後及兩側等部位的空檔。最後一層「孫絡」或「孫脈」是絡脈最末端的細支，全面分支在各處，讓氣得以行遍全身。

●奇經八脈沒有五行分別

接著要談奇經八脈。不同於十二正經系統，奇經系統與五臟六腑並無直接關聯，所以對於在脈上流通的氣能一視同仁，沒有五行的脈氣差異。

在《難經》裡，比喻正經系統為流通氣能的河川，奇經系統則被當成匯集氣能流路、調解氣能準位的湖泊。因此練功修行大部分針對奇經八脈，直接在氣能會合的庫區下功夫，省去五行生剋、調和陰陽的繁瑣考量。像練功調氣只要打通任、督或中脈，更高能量的氣循脈線流入十二正經系統，自然對臟腑補充所需的各種五行藏氣。醫學上對於各類病症不同病菌、病毒，都要區分清楚，要對症下藥才有顯著療效，這種治病方式似乎治不勝治，讓人有窮於應付的感覺。如果哪一天能夠找出對付疾病的奇經系統，直接從該處注入單一藥種，由人體自行轉化成相對所需的各種去病元素，那時候病邪可能就不再是人體的威脅。

八脈奇經中最令人困擾的是衝、任、督脈，若參照《黃帝內經》的記述，三脈幾乎多所重疊，尤其分布於背部的脈線，簡直如出一轍。所以後來一些專家的論述，就認為這三脈是「一源三歧」。本文從練功觀點，將走在背後的氣路歸於督脈，任脈只談前胸、腹脈線，而衝脈則取在身體中間與任脈約略平行的氣路。以下是對奇經八脈的總合說明：

一、**衝脈**：源起胞中（約在女性子宮、卵巢附近）一脈三支。主要一支分左右兩脈平行，走身體中線到胸口分散，跳至喉頭上行繞嘴一圈，由兩嘴角分線到兩內眼角處；另一支往下出會陰，沿左右大腿內側各走到腳拇趾間；第三支循背脊上行，等於督脈路線，就不再加以說明。《黃帝內經·靈樞·海論第三十三》認為衝脈是「十二經之海」也是「血海」，特別與女性月經、男性精能有密切關係。

二、**任脈**：分兩支，一支由恥骨沿人體前腹、胸中線直抵喉嚨，一樣到嘴下繞唇口一圈，再由嘴角分別到眼睛下方承泣穴；至於走背後的另一支線，也是相當於督脈，一樣省略不談。任脈是前胸、腹主要氣路幹線，「總任一身之陰經」，是《奇經八脈考》作者李時珍筆下的「陰脈之海」。

三、**督脈**：主要也是出於胞中，往下到會陰，然後接後背尾椎，沿脊柱向上越過頭頂，從前額下鼻梁停在人中穴。督脈是後背氣脈主要通道，「總督一身陽經」，《奇經八脈考》認定為「陽脈之海」。

四、帶脈：圍繞腰際的水平環狀氣脈。大致與肚臍同高，只在兩側斜下至胯，再斜上入肚臍，形成兩側有V字曲折的環腰束帶。提供所有縱向氣脈在中段處一條聯繫調節的氣路。

五、陽維脈：由外側足踝下方走腿部、背部外緣上行到肩，經耳後上繞臉側到眉毛上方，再回繞停在耳後。陽維脈連結所有陽經，具維持、調節陽經氣能的功能。

六、陰維脈：起於內足踝上方數寸，由腿內側上經腹、胸外沿，斜上到喉嚨。陰維脈與所有陰經相通，負責維持、調節陰經的氣能。

七、陽蹻脈：從外足踝後下方經腿外側往上，與陽維脈相近的路線，到了喉嚨再往上，沿臉側先繞往前面，才由頭頂側邊繞回耳後。

八、陰蹻脈：以內足踝下方為起點，沿腳內側跟隨陰維脈路上行，到了喉嚨又往上延伸，直抵另一邊的內側眼角。陰、陽蹻脈顧名思義也負有橋接陰、陽各經脈的任務。

根據記載，十二正經脈與奇經八脈之所以區分正、奇，主要並不是因為正經與臟腑主要器官有關，而讓奇經變成旁門系統。其實是因為正經脈在人體佈線對稱工整、左右呼應，形成偶數的成對經脈組合，所以名為「正經」；而奇經八脈有的成雙、有的單一存在變成奇數，因此叫做「奇經」。詳細探討，十二正經脈因左右對稱，實際是二十四條經脈。奇經八脈狀況較為複雜，分布在兩側行經腿部的陰維、陽維、陰蹻、陽蹻四脈左右各一，所以有八條經脈，再加上行繞身軀的衝、帶、任、督四脈，都是名副其實的單數奇經，所以總共應有十二條經脈。

●氣脈網路由經脈與穴道、關竅等共同組成

整個氣脈網路，除了十二正經脈系統和奇經八脈系統，還應加上穴道、關竅等節點，才算是完整的網路。通常穴道、關竅都是位於氣脈會合、分支、轉折等地方，或者是可以加強、轉變氣能的氣脈節點。穴道主要分布在接近體表的位置，而關竅則是潛藏體內的氣能要點。就像電腦網路的構成，除了傳輸信號的導線，還要有各種控管設備，整個系統才能順暢運作❷。

對照來說，經、絡脈等只相當於氣能的傳輸線路，還有處理氣能接入、分出、增強、轉化等功能的控制節點，就是關竅和穴道。一般針灸、推拿等醫療行為，正是從穴道下手即可調整氣脈的行氣狀況。練功者也是透過對關竅和穴道的意守、觀照等，以達到轉化氣能、開通氣脈的目的。

●人體五臟對應地球陸地五大洲

按現代科學的認知，人體內的水分，約占全身重量的百分之七十，而地球海洋與陸地的比例也約是七比三。《黃帝內經・靈樞・經水第十二》記載：

經脈十二者，外合於十二經水，而內屬於五藏六府。

而《黃帝內經・靈樞・海論第三十三》則也提及：

人亦有四海，十二經水。經水者，皆注於海。海有東南西北，命曰四海。

人體內有四海，包括腦部的髓海、衝脈的血海、膻中（胸口）的氣海，以及胃部的水穀之海。如果更全面的從氣脈系統觀點看人體結構，大致上與地球表面的水陸分布也有某種程度的相似。內臟器官組織就像陸地，氣脈網路如同河川分布，海水、河水等相當於充塞身體的氣能，所以海洋也就是氣海。《黃帝內經》認為人體主要的實心器官就是心、肝、脾、肺、腎五個臟器，地球正好有陸地五大洲與之對應：

一、**美洲**：五行屬火，色紅的心臟，是紅色印地安人的原鄉。

二、**歐洲**：五行屬金，色白的肺臟，是白色人種主要的發源地。

三、**亞洲**：五行屬土，色黃的脾臟，是東方黃種人生活的區域。

四、非洲：五行屬水，色黑的腎臟，是黑人族群聚集的故鄉。

五、大洋洲：五行屬木，色青的肝臟，雖然不清楚當地是否有皮膚青色的原住民，但青山綠水的自然環境，無疑是青色木性的陸地區塊。

進一步觀察，當今主宰世界的唯一霸權——美國，就是位於對應人體心臟的美洲，心也是人體的操縱者。而做為肺的歐洲，對於地球暖化、環境汙染感受最為敏銳，所以歐盟也是全球綠能環保的先鋒。在人體臟器中，腎器儲藏先天一點祖炁，對應腎水的非洲黑人，則是人類學家眼中地球的原始人種。至於區域內有中國、印度兩個人口大國的亞洲，有過半數的人類在這裡生活，像是人體脾、胃為主的消化系統，消耗了地球上大部分的糧食能源。還有大洋洲代表的沉默器官肝臟，位於海角天邊靜靜的配合世界脈動，而且無巧不巧的，洲內兩個主要國家，澳洲與紐西蘭，有如肝膽相照，相互陪伴在世界的角落。

●五行生剋理論主宰世界歷史運程

既然五行各有歸屬，不妨按照生剋制化理論回顧世界歷史運程。

當初英國（金）企圖阻止美洲聯邦（火）的獨立，但是五行火剋金，顯然注定要失敗。又因金剋木的緣故，所以澳洲、紐西蘭（木）是大英帝國發配罪犯的疆域。另外，英國自鴉片戰爭取得香港（土），經百年歲月將小漁村打造成東方明珠，基於土生金的造化，相信在這段殖民期間，讓英國政府攫取了不少政經利益。不過在中國（土）逐漸強盛之後，反而走向「土旺金埋」的反剋之道，金的力量隨著被埋藏厚土之下，從此日不落帝國只能「還君明珠淚雙垂」，黯然退回英倫三島。

再看美國（火），雖然二次大戰以兩顆原子彈降服了日本（土），但基於火生土的五行特性，又盡心盡力的呵護，讓日本得以重生變成世界的經濟大國。還有新興的亞洲四小龍，包括現在崛起的中國，無一不是仰賴美國市場而得到開發進步的機會，看來火生土的力量，只要亞洲國家自立自強，幾乎都有加持效果。

最有趣的是與美國冷戰長達近半世紀，橫跨歐亞兩洲的蘇聯（金、土）。因為不明火剋金的五行作用，所以老是將自己定位為屬金的歐洲國家，結果當然不敵老美，落得邦聯解體的下場。倒是近年來，以新興經濟體的角色重新定位（土），不再與美國對抗，如此不但消弭火剋金的壓力，又因火生土之力，而有機會重新開啟強國之門。想當初蘇聯如能以亞洲強權的角色出發，基於火生土的道理，美蘇之間可能共存共榮不致對立，大可共同掌控世界的局勢。

這麼說來，似乎歐洲各國只能面對火剋金的定律，無法跟美國競爭，其實五行理論也是服膺《易經》中簡易、不易、變易的原則，雖然五行相生相剋是不變的原則，但如果作用的雙方在量的對比上有明顯的不同，則五行間的關係會轉變為反生剋力量。所謂「金多火滅」，火原來雖有剋金的本質，但一小撮火無以煉製大塊的金，反而會因此熄滅，所以有遠見的歐洲政治人物，呼籲洲內大國暫擱現有利益，進而組成共同聯盟，從五行觀點確實有理論依據。

展望當今世界局勢，以目前各國的國力，短期內很難有強大的水，可以剋制美國的火力。同樣以現有大洋洲的木氣，也無法阻止中土天國一步一步走向興盛之道。似乎地球又將邁向雙強鼎立的運程，不同過往火剋金的態勢，這回火生土的局面，應該不致走回尖銳對立的老路，反而強火會因土可以洩其過旺的熱燄，火生土、土洩火氣，雙強才有機會得以相容共生，也許這回正可以帶領全球度過暖化危機，創造人類更文明的未來。

地球三大海洋配對人體三個丹田

談完陸地五大洲，還有海的三大洋，同樣在人體也可找出對應。前面提到，很多古籍都認為奇經八脈是調解氣脈上氣能的湖或海，其實人體內正牌的氣海，在頭、胸、腹三處丹田❸。

想像在母體子宮的胎兒，頷首縮腿、弓身環抱成一個圓圈狀的畫面，若將此圓圈依地球自轉方向頭東腳西，水平橫擺置放於地球的赤道迴圈上，那麼如果將頭部上丹田定位成印度洋，則按順序胸部中丹田就是大西洋，腹部下丹田便為太平洋。

之所以將頭部丹田比喻為印度

人體地球迴圈

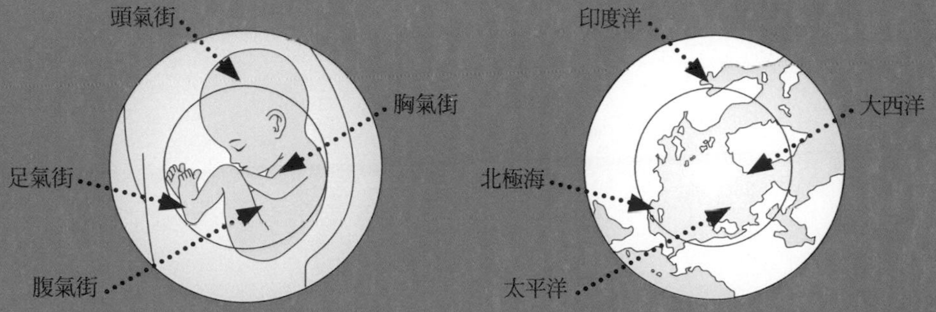

練功修行講究人與天地相應合。從氣的觀點，地球五大洲可以對應人體五臟，而四大海洋又相當於人體內的何種機制？答案是「氣海」。氣海又名丹田，在《黃帝內經》則稱做「氣街」。按《黃帝內經》記載，人體從頭到腳有四大氣街。如果將胎兒在母體內頷頭曲腳環抱如圈的景象，對比於從北極圈俯視地球的畫面，則三大洋起於印度洋，依序對應頭、胸、腹三大氣街。至於最後一個足部氣街，想像將雙足往腹部內屈一些，約略就是北極海的所在。

洋，是因為又名「泥丸宮」的上丹田，主藏「神」氣，人在生死之間是否出竅成仙，與此宮有密切關聯。這和生活中的宗教信仰，總是教人如何上天堂、赴西方極樂世界，有異曲同工之妙，而環印度洋區域的國家，如印度、以色列及一些中東回教國家，正是世界主要宗教的發祥地。

再看大西洋，介於象徵肺與心的歐、美兩大陸之間，正好也是胸部丹田的處境。而毗鄰脾土亞洲的太平洋與脾胃以下的腹部丹田相對，是再自然不過的組合。照《黃帝內經》描述，應該還有一個「足踵氣街」的小氣海，加入前面說的三個丹田大氣海，才構成從頭到腳的四個氣街徑路❹。所幸，地球也還留一個較小的北極海洋雲英未嫁，沒有列入前面討論的名單之中，因此三大一小氣街配對三大一小海洋，天造地設似乎造化早有安排，名副其實「人法地」是也！

●地殼板塊裂縫是地球的奇經八脈

最後，也許還可以進一步找出，如長江、黃河、恆河、幼發拉底河、亞馬遜河、密西西比河……等名川大河與十二正經脈相配，但足堪玩味的是地球上的奇經八脈會在哪裡？答案也許要深入地殼，想想板塊與板塊之間的裂縫。雖說板塊間隙的火燄岩漿，常常造成地面動盪不安，但板塊裂縫處在海洋是水在火上，正好是《易經》所說的「水火既濟」，火得水壓制，又可以化煉水成氣；在陸地是火生土的火土共生關係，兩者都是正向的作用。

是否因此地球才得以在動態中取得平衡，並持續獲取能量，而穩健運行不輟？這與奇經八脈可以增強、調和人體氣能的功用似乎不謀而合。按照這條思路再想下去，世界各地的火山口是否就是地球的主要關竅？

註釋

❶ 請參看本書第一一八頁，第十二篇〈氣的家族〉。
❷ 請參看本書第四〇頁，第五篇〈正骨、鬆筋、通脈〉。
❸ 請參看本書第七〇頁，第八篇〈調息：腹式呼吸〉。
❹ 請參看本書第一八二頁，第十七篇〈苦修妙傳〉。

《第十二篇》

氣的家族

在練功的領域裡到處都有「氣」，從調氣到氣動而得氣，不管是先天氣或後天氣，內氣或外氣，都在氣脈裡裡外外流通行氣。不只是氣的種類繁多，氣的用語、氣的說法更是五花八門，讓人目不暇給、眼花撩亂……

如果說我民族是氣的民族，應該也不算太過。因為在日常生活中，到處可見各式各樣的氣，以下這段報導就是很好的例子：

我方球隊在氣勢上本來就已差人一截，再加上對方人氣實在很高，所以球員們趾高氣昂、神氣十足，讓人看了都不覺上了火氣。相較我方球員，昨天剛打了一場硬仗，個個像洩了氣的皮球，不但氣色尚未恢復，而且一早就有人鬧起床氣，搞得每個人脾氣都很大。到了賽場，對方財大氣粗的領隊，氣定神閒，一副王者的氣度，我方領隊雖然也是長得氣宇非凡，但球員技不如人，也只能躲在休息室嘆氣……直到終場，助理跑得上氣不接下氣，進來報告勝利的好消息，他才吁了一口氣說：「還好有點運氣！」

上面這段文字所用到的氣，有生理的、有心理的，還有一些形而上的，基本上可以視為是中醫學所說的氣的引申。從《黃帝內經》可以清楚的明白，氣在中醫學裡扮演著重要的角色。不過，現代以西醫為主的醫學中，似乎沒有類似的見解。現有的醫學常識跟氣有關的，似乎只有呼吸的氧氣和二氧化碳，另外就是腸胃系統所產生的濁氣。

●後天氣：營氣、衛氣、宗氣和五藏氣

先從《黃帝內經・靈樞・決氣第三十》看看對於氣的定義：

上焦開發，宣五穀味，薰膚，充身，澤毛，若霧露之溉，是謂氣。

看來其見解是從毛髮、皮膚，乃至全身到處都充滿了氣。再看《黃帝內經・靈樞・邪客第七十一》的描述：

五穀入於胃也，其糟粕津液宗氣分為三隧。故宗氣積於胸中出於喉嚨，以貫心脈而行呼吸焉。營氣者泌其津液注之於脈，化以為血以榮四末，內注五藏六府以應刻數焉。

衛氣者出其悍氣之慓疾，而先行於四末分肉皮膚之間而不休者也，晝日行於陽夜行於陰，常從足少陰之分間行於五藏六府。

此篇文章中還記載：

人受氣於穀，穀入於胃，以傳於肺，五臟六腑皆以受氣。其清者在營，濁者為衛，營在脈中，衛在脈外，營周不休。

綜合兩段的文字，可以做成這樣的解說，人體從外界經呼吸道及食道分別汲取了空氣和穀氣，其中的穀氣在消化系統轉化下產生了營氣、衛氣和宗氣。營氣、衛氣是流動於全身的主要氣能（氣的能量）。由於營氣是比較純化、能量高的清氣，所以能滙聚在氣脈內流通，而衛氣則屬能量低、比較混濁的雜氣，因此散布在全身各處，像衛兵一樣日夜巡行流轉保護身體。至於宗氣也是清氣的一種，但不像營、衛氣在體內流動不休，而是儲存在胸部氣海，再與心肺連通，控制呼吸和脈搏的跳動。

這些「氣能」在身體主要的器官組織，五臟六腑之間流通，就化成了金、水、木、火、土的「五藏之氣」貯藏於臟器之內。因此，「臟」是實體的器官組織，也是「藏」氣的處所。

這些經身體器官組織作用所生成的氣，都是所謂的「後天氣」。

●先天氣：元氣、元炁和精、氣、神三種能量

相對於「後天氣」，當然就有所謂的「先天氣」。常有練功者到一定火候，會有氣機發動的現象。通常這是因為修練到某種程度時，氣脈的障礙減少，流通在脈內的營氣能量波幅增大，因此流轉起伏的力量也跟著增大，有時還會帶動身體，依某些特定的路線旋扭振動，而有了自發動功。從練功的角度，在脈中行走的營氣或五藏氣，都只是人出生之後才有的後天氣能，能量還不是很高，須透過練功修行，追求境界更高的先天能量——「先天氣」。宋朝理學大師朱熹有一首詩，正好點出追求先天氣的方向。

半畝方塘一鑑開，天光雲影共徘徊，問渠哪得清如許，為有源頭活水來。

先問源頭何在？才有活水讓先天能量源源不絕的活絡起來。在《黃帝內經・靈樞・決氣第三十》有一段文字提到：

兩神相搏，合而成形，常先身生，是謂精。

在人的後天生命體中，所殘留的「先天一點祖炁」又稱為「元炁」，就隱藏在胎元後面與命門前面的區域，胎元就是肚臍對應在後方中脈上的關竅，命門是兩腎連結線的

中點，這裡是生成人類的原始能量，父精母血所在，也正是元氣所處的丹田位置。

所謂「元氣」其實是元炁的變體。在生命成形後，由於體內後天氣的混雜與濁氣的汙染，先天元炁變成介於先天與後天之間的元氣。「常先身生」的精能元氣就是先天氣的活水源頭。不過很明顯的，元氣要先還原回元炁，才能做為先天氣的種子氣能。

一般利用調息的功夫，將胸口的心火氣能帶向下方丹田，用來溫養淬煉精水元氣，直到元氣轉成無火的元炁。像水煮沸成水蒸氣一樣，這不帶火的元炁，沿著氣脈緩緩揮發上升，在上升的過程中，還須打通氣脈上的關竅，才可以進駐胸部的中丹田，將原始的「精」能真正轉化成先天的「氣」能（煉精化氣）。這樣繼續修練下去，最後「精」、「氣」都將化為「神」，駐守在最上方的頭部上丹田區（煉氣化神）。當然最後還有「煉神還虛」的修仙階段，不過這已不屬氣的家族成員。總結而言，從後天的元精或元氣經淬煉成先天的元炁，再一路修練不懈，「煉精化氣」、「煉氣化神」，就是「精、氣、神」的三種先天氣。

元氣的丹田位置

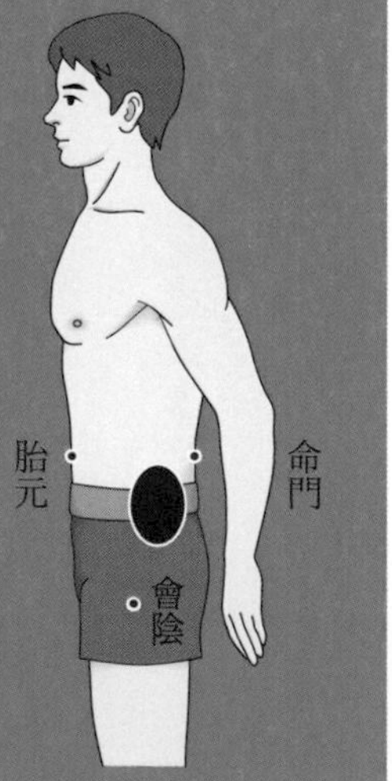

儲存元氣的丹田大約就在會陰上方，胎元與命門之間，約略等於所謂臍下三寸的下丹田。用現代醫學的名詞來描述，就是身體內兩腎前下方，大抵是女性子宮所在的位置。

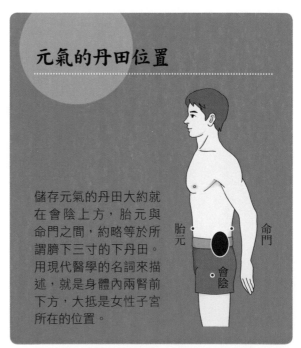

●天，日月星三光；地，水火風四大

人體除了從元氣可鍛鍊出精、氣、神的先天氣能外，還可從天地攫取能量，進一步強化體內的先天氣能。日、月、星三光是天的能量波，只要腦部的靈臺關竅開啟，就能吸取天的能量進入體內。

天的能波以光電型態在人體內流通。著名的《因是子靜坐法》作者蔣維喬，就是修通從頭頂至會陰的一根中脈（四正為罡的金仙大道），所以接通天電之後，全身體內發光，明亮無比。至於地的水、火、風三種能量，包括「地」，本身就成了佛家所說的「四大皆空」。四大如果以能量的本質呈現，就相當於有空的特性。

水、火、風在人體有對應的三條氣脈，以電能的形式在體內傳輸。地就是地球的磁場，經由腳底湧泉穴可以感應地磁，那是一種慢速低頻率來回振盪的能量波。不論是天的三光電能或是地的四大能波，都有助益通脈開竅、活化細胞、增加人的總體能量。

●氣斂入骨是能量集中如雷射的氣

《太極拳論》提到「氣宜鼓盪，神宜內斂」，《太極拳經》說「虛靈頂勁，氣沉丹田」，《十三勢行功心解》也有「以心行氣，收斂入骨」的記述。這三本太極拳的經典心法指南，講了三種跟氣有關的要訣，是指相同還是不同的氣？又是什麼型態的氣能？

「氣宜鼓盪，神宜內斂」這句話，是太極祖師張三手揭示的心法總綱，可當作基礎的行氣規範。初步練拳時，宜專注心神以呼吸配合招式，前進後退、左右移動，都應有明確的虛實分際，如此在一呼一吸的起落之間，體內的氣就不致滯礙，而會隨著腳步擺盪起來。這個階段主要是口鼻的吸吐，所以能鼓盪的也以呼吸系統的「外氣」為主。

之後拳法慢慢熟悉，身形漸漸流暢，就要進一步「虛靈頂勁，氣沉丹田」。這個階段就不再著眼於一般的呼吸，而是將重心移到下腹丹田，以丹田收放的調氣為主。通常會在舉步時，同時吸氣提會陰、收胎元、合命門，讓氣從背部沿脊椎上竄至頭頂。落步時緩緩吐氣，以意導引讓氣息沉入丹田。基本上這就是「腹式逆呼吸法」。

虛靈頂勁・氣沉丹田

❶ 氣沉丹田 第一段

吸氣縮小腹，先從會陰提氣到命門。吐氣時小腹微撐，將收在命門的氣往前方胎元送。最後讓氣自然落回海底（會陰）。

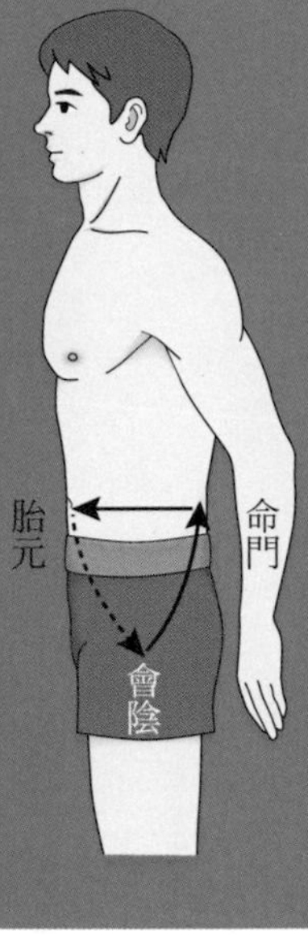

❷ 氣沉丹田 第二段

吸氣縮小腹時，進一步將氣提升到夾脊。吐氣時擴張前胸，將氣往膻中推。最後再讓氣自然落回海底。

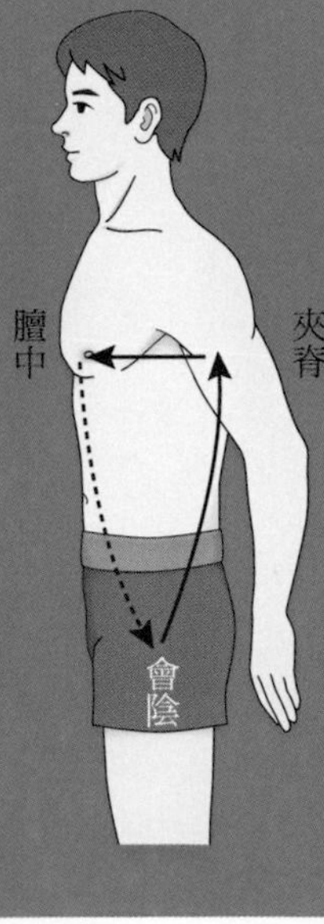

鍛鍊時，可以先將氣從會陰提到腰際命門，就吐氣回到丹田；再漸次從會陰走到背部夾脊，由前胸膻中下沉丹田❶；最後氣息鍛鍊得夠長，才一口氣提會陰直衝後頸部大椎，收下顎引頸讓氣自行貫入腦門，吐氣時將氣全數收回丹田。丹田呼吸主要運轉的是胎元的元氣，相較於胸部呼吸的外氣，這是身體自行產生的「內氣」。最後回到「以心行氣，收斂入骨」，太極拳練到這步田地，從練氣觀點是最上乘的拳術，已達爐火純青的境界。按《十三勢行功心解》說明，「此時內固精神，外示安逸，邁步如貓行，運勁如抽絲，全身意在精神不在氣。」

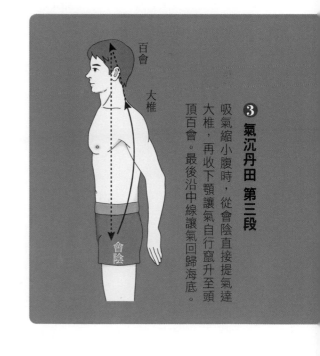

其實這也是鬆的至高境界，即鬆透骨髓、鬆到骨子裡。本來所謂氣，就是以身體體液為介質的能量脈波，就像水波是以水為介質的能量波。脊髓、骨髓也是體液的一種。當更深層的障礙都被去除後，部分可能是先天就有的氣能，又會藉著髓液波動起來，這個現象在脊椎骨內的骨髓，還有腦幹延伸的延髓最為明顯。

另外，像肩骨、腿骨內部中空充滿骨液，也有這種氣能脈動存在。《黃帝內經・素問・骨空論第六十》特別討論了人體哪些骨節是中空充滿骨髓。所不同的是，氣滲入骨

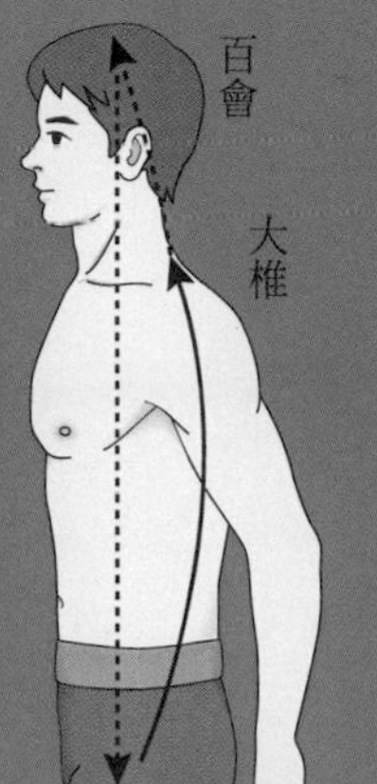

❸ 氣沉丹田 第三段

吸氣縮小腹時，從會陰直接提氣達大椎，再收下顎讓氣自行竄升至頭頂百會。最後沿中線讓氣回歸海底。

髓，脈動振幅變小，但頻率更高，能量更為緊實。如果比喻在體液流通的氣，是一般手電筒照出的光束，那在髓液運行的氣就是雷射激光。雷射能量集中，光的路線細細微微幾乎不占空間，所以「勁如抽絲」無聲無息，感覺上並沒有氣在體內打轉，可是又確有那股勁可隨意揮灑，所以說「全身意在精神不在氣」。可以確定這種雷射「髓氣」是更深層的內氣，到底是先天氣還是後天氣，則已經無關緊要。

●氣功修練分「外氣」和「內氣」

說起來太極拳也是一種氣功。從氣功的修練方式看來，確實也有「外氣」、「內氣」的分野。外氣修練以呼吸調氣、閉氣為主，氣在身體上、中、下三焦聚集，分別有「上氣」、「中氣」、「下氣」三種不同的練法。基本上

三段外氣示意圖

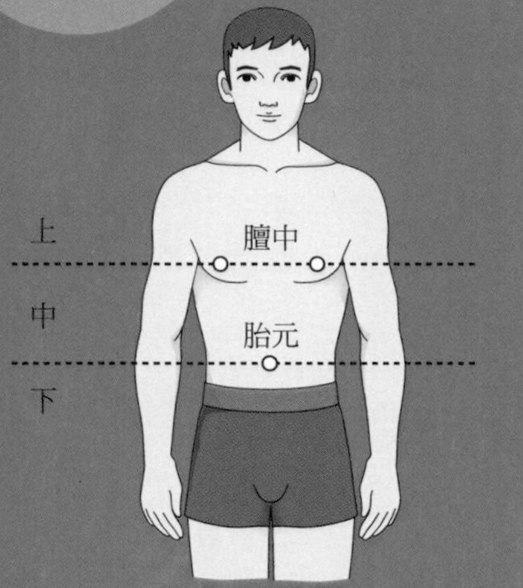

鍛鍊外家氣功，通常可以分別以膻中、胎元沿線為界，將身體劃分成上、中、下三部分。行氣在上段，練的就是上氣，依次在中段練中氣、下段練下氣。《黃帝內經》將人體分成上、中、下三焦，也是這個分法。

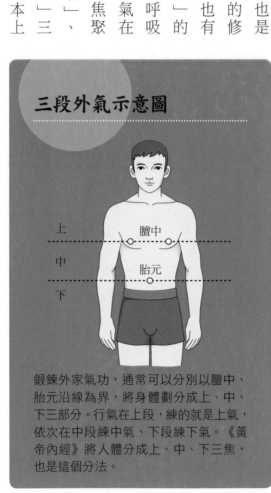

以胸口的膻中和腹部的肚臍為兩個分界點，氣在膻中以上、喉嚨以下部位是上氣；介於膻中與肚臍之間的區域為中氣；肚臍以下就是下氣的範圍。

修練內氣則是以下丹田的先天源頭氣能——元氣為主，分別也有「輕功」、「重功」和「命功」三種功法。

以肚臍後面的胎元為核心，修練元氣從胎元沿脊椎往上走，練的是跳躍的輕功；往下走是下墜的重功；直接與背後命門平行對參的是命功。

除了內氣、外氣，還有一種「混元氣功」，主要是用功在貫穿頭頂至會陰的中脈。通常是用意念進行灌氣、排氣的觀想，以達到練氣的目的。這種氣功也有上、中、下三段不同的修練模式，在這裡就不再多加贅述。

●天地間充塞真氣、正氣、邪氣

《黃帝內經・靈樞・刺節真邪第七十五》中提到：

黃帝曰：余聞氣者，有真氣，有正氣，有邪氣。何謂真氣。

岐伯曰：真氣者，所受於天，與穀氣並而充身也。正氣者，正風也，從一方來，非實風，又非虛風也。邪氣者，虛風之賊傷人也，其中人也深，不能自去。正風者，其中人也淺，合而自去，其氣來柔弱，不能勝真氣，故自去。

天地間充塞三種氣能，第一種「真氣」是由天而來，與人飲食產生的穀氣合併一起，做為維持人體運作的能量，這是天地間對人有益的原始能量。第二種叫「正氣」或「正風」，這種氣的能量柔弱，不能為人體所用，但也無礙於身體的功能，來來去去沒有什麼作用。最後一種是「邪氣」，屬於虛風，一旦侵入人體，就會深入皮肉、經絡，甚至五臟六腑，造成病痛，是百病之始，是有害的病邪氣能。

●「靈氣」是轉化天地能量後的再生能源

到此，介紹了多位與練功有關之氣的家族成員，還有一位「落網之氣」排在最後出場，也算是「壓軸之氣」。人體背後臀部區域的腰椎上，有一穴位名叫「真炁穴」，一般氣能若經由真炁穴轉化，也稱為「真氣」。「真氣」上升至頭部，經靈臺再轉化就成了「靈氣」。

還有一說，大地之上的山、水、花、木，甚至一切眾生萬物所散發的氣能，都是吸收天地間的真氣在自體內作用，輾轉再放射出來的再生能源。這樣的氣都染有物體本身的性靈，已經沒有那麼純淨，只能稱做「靈氣」。

談到天地真氣，使人聯想到武俠小說《射鵰英雄傳》裡面，有全真教跟全真七子的故事。考據真正的歷史是確有其人其事。全真七子開枝散葉發展出七支不同的宗派，每個派別還各自留傳一首百字詩，做為世代傳承的字輩排序。這些百字詩句後來成為道家的重要文獻，收錄在《四庫全書》所編輯的〈道藏〉之中。

全真教派歷經千年歲月，其中龍門派的發源祖庭，至今仍屹立於北京城郊的白雲道觀。據武林軼聞，全真教是直接引天地電來修行練功，所以「全」是修「真」的功夫，因此取名為「全真」。

註釋

❶ 膻中穴是前胸兩乳頭連線的中點，夾脊是在後背相對位置的穴位。

《第十三篇》黃帝內經

「黃老之學」向來就是道家重要的論理著述，其中「老」是以老子《道德經》為首的道家學說，而「黃」指的就是《黃帝內經》一書。自古以來《黃帝內經》被歸類於醫學用書，是中醫學理論重要的依據。不過傳統上「山、醫、命、相、卜」五術同源，所以在練功修行的領域，《黃帝內經》同樣也是扮演著重要的角色。現代人談健康養生，更是開口閉口《黃帝內經》。到底內容如何？居然歷經千年而風采依舊。

● 練功修行最能佐證氣脈理論的真實性

從古至今，練功修行者，尤其是道家的修練者，一直憑藉氣脈的系統來修性、修命、養生、健身，可以說練功修行，就是本於氣行經脈的系統藍圖在修練功夫。也由於這層緣故，所以當西醫從解剖觀點，來質疑氣脈存在的真實性時，練功修行者老神在在，不屑一駁這些所謂科學的實證，因為修練有成者，確實如李時珍所言：「內景隧道，惟返觀者能照察之。」早已從返觀內照明明白白看到氣脈的存在。

因此，「氣脈存在與否？」對練功修行的人來說，根本就不是一個議題，因為答案是無庸置疑的。

《黃帝內經》是氣脈理論最具代表性的書籍

對於氣脈網路的建構與行氣系統的論述，著墨最多、說明最完整的書籍，《黃帝內經》可說不遑多讓，亦是最具代表性的重要文獻。練功修行的人如不瞭解《黃帝內經》在氣脈與氣行方面的內容，那麼修練將有如瞎子摸象一般，沒有完整的系統概念。另外《黃帝內經》中縱橫全書的天人合一理論，也是修練者要有的基本觀念，所以本書特別將《黃帝內經》列為練功必備的書目，在本文做摘要性的介紹，主要就是提醒有心練功者，至少對《黃帝內經》有基本的認識。

說到氣脈系統，很多人對於中醫體系不直接從人體的生理器官、組織著手來醫治疾病，總是感到無法理解或不可置信。關於這類的疑問，相信很多人曾經從各種層面去思考過，企圖給予答案，不過做為中醫學經典著述的《黃帝內經》，早就將解答藏在書內篇章，就看有識之士是否能夠發現、理解。綜觀《黃帝內經》的文章，談到醫病吃藥總是藥、毒並稱，翻開《黃帝內經・靈樞・九鍼十二原第一》，就是這麼描述：

黃帝問於歧伯曰：余子萬民，養百姓而收租稅，余哀其不給而屬有疾病，余欲勿使被毒藥，無用砭石，欲以微鍼通其經脈調其血氣，榮其逆順出入之會，令可傳於後世，必明為之法令終而不滅，久而不絕，易用難忘，為之經紀，異其章，別其表裡，為之終始。

可見在《黃帝內經》的醫念裡，「藥等同於毒」。服藥雖是為了去除病邪，但藥的副作用也大大影響身體的健康，所以，向來中醫的醫治手段是按「砭、針、灸、藥」的順序。也就是說，除了砭刮之外，針療是治病首選，因為細細的針刺對人體危害最小，是最理想的診治模式，而《黃帝內經》正是一本關於針刺治療的醫用書籍。

所以，《黃帝內經》會從人體兩個主要能量的流動：肺臟呼吸的氣流與心臟血脈的搏動，發掘出可反應五臟六腑等主要器官狀況的十二正經脈系統，應該也是循著這種盡量不侵犯人體的醫療思維，所發展出來的結果。

經脈系統可視為人體主器官組織系統外圍的訊息流通網路。在經脈上流動的叫「營氣」，是質地較純淨的高能量氣；在經脈外，流行於骨骼、肌肉、皮膚之間的稱「衛氣」，是性質混雜的低能量氣❶。經脈系統透過營、衛氣的運行，平時可用來監控主系統的運作，病邪入侵時還可透過針刺、灸燒等方式，來調整、糾正主系統器官組織的功能，完全符合不侵犯主系統實體的設計理念。就算以現在的科技水準來衡量，理論上也是一個超完美的人體維護系統。

《黃帝內經》花了相當多的篇章，致力於完備這一個系統，包括：

一、三百六十五個穴位說明：見〈素問・氣穴論第五十八〉、〈素問・氣府論第五十九〉。

二、十二正經脈對應之五輸穴：見〈靈樞・本輸第二〉。

三、任、督、衝脈路線：見〈素問・骨空論第六十〉。

四、十二正經脈分布：見〈靈樞・經脈第十〉。

五、十二經脈支別分布：見〈靈樞・經別第十一〉。

六、十二經筋分布：見〈靈樞・經筋第十三〉。

七、營、衛氣產生：見〈靈樞・營氣第十六〉、〈靈樞・營衛生會第十八〉、〈靈樞・衛氣第五十二〉、〈靈樞・邪客第七十一〉四篇。

八、營、衛氣運行：見〈靈樞・五十營第十五〉、〈靈樞・衛氣行第七十六〉二篇。

九、四大氣街說明：見〈靈樞・衛氣第五十二〉、〈靈樞・動輸第六十二〉二篇。

●《黃帝內經》乃彙整編纂的綜合著書

話說《黃帝內經》雖以黃帝為書名，而且全書內容如《論語》的形式般，是由黃帝與臣子之間的對話收錄而成。不過經由歷代眾多學者專家的考據，大都不認為《黃帝內經》是三千年以前的作品。

《四庫全書》的目錄是這樣說明：

《黃帝・素問》原本殘闕，王冰采陰陽大論以補之。其書云出于上古，固未必然，然亦必周秦間人傳述舊聞，著之竹書，故貫通三才包括萬變。

加上一些學者比對「漢馬王堆」出土的醫書後，也認為《黃帝內經》的年代應該還在這些醫書之後，因此目前多數認為《黃帝內經》是秦漢之間的論作。從內容來看，文章文風不統一，甚至有些用語也不是前後完全一貫，所以很明顯可以推測，現存的《黃帝內經》並非某人單獨的作品，而比較像是多篇相關文章或書籍，經過彙整編纂的綜合著書。

《黃帝內經》書名最早出現在《漢書・藝文誌》。在〈藝文誌〉裡被收輯於醫經書類，除了《黃帝內經》十八卷、《黃帝外經》三十七卷外，還有《扁鵲內經》九卷、《扁鵲外經》十二卷……等。可以看出那個時代名叫「內經」、「外經」的書很多，並不專指《黃帝內經》。原本十八卷的《黃帝內經》據說是由〈素問〉九卷與〈針經〉九卷合輯而成，一直到唐代王冰以後，才將八十一篇〈素問〉和八十一篇〈靈樞〉共一百六十二篇文章，集合成現今通行的《黃帝內經》版本。

有關〈素問〉、〈靈樞〉內容的差異，按南北朝時期的全元起對於〈素問〉的註釋：「素者本也。問者，黃帝問於岐伯也。」意即〈素問〉是以問答方式闡述醫學之基本理論。至於〈靈樞〉，原本以〈針經〉、〈九卷〉、〈九靈〉等為書名，後來才改為〈靈樞〉。由於〈靈樞〉源於〈針經〉，所以內容也以風邪疾病、脈穴氣行、人體結構等，與針道相關的議題為主。當然這只是概括的說法。

詳細察看〈素問〉、〈靈樞〉的所有文章，〈素問〉部分有很多天人相應的基礎醫理論述，如第一卷四篇、第二卷三篇和第十九卷三篇等；也有很多談到疾病、針道的著述，在第九卷四篇談熱病；第十卷四篇說瘧疾和咳嗽，第十二卷四篇論風、痺、痿、厥等症；第十四卷六篇、第十八卷三篇等記述用針之法。

相對的，雖然〈靈樞〉本於〈針經〉，但《黃帝內經》最重要的理論基礎：經脈系統的分布和營、衛氣如何產生，以及如何循行的機制，主要卻都記載在〈靈樞〉第三卷三篇、第四卷七篇的文章裡面。另外，〈靈樞〉第五卷九篇文字也談疾病，其中〈厥病第二十四〉、〈周痹第二十七〉與〈素問〉第十二卷的〈痺論第四十三〉、〈厥論第四十五〉談的是同樣病症，所以看來〈素問〉、〈靈樞〉兩部分的文章顯然沒有作系統性的區分規劃，由此亦可佐證《黃帝內經》是合輯而成的說法。

●《黃帝內經》議題多元，內容琳瑯滿目

撇開這些不談，整本《黃帝內經》的內容，琳瑯滿目且多元。除了主要的九鍼之道，還有很多有趣的議論：

一、**解夢**：〈素問・方盛衰論第八十〉提到，五臟氣虛，夜晚睡覺會做不同的夢：

是以肺氣虛，則使人夢見白物，見人斬血藉藉，得其時則夢見兵戰。腎氣虛，則使人夢見舟殘溺人，得其時則夢伏水中若有畏恐。肝氣虛，則夢見菌香生草，得其時則夢伏樹下不敢起。心氣虛，則夢救火陽物，得其時則夢燔灼。脾氣虛，則夢飲食不足，得其時則夢築垣蓋屋。

還有在〈靈樞．淫邪發夢第四十三〉也說，只要外氣入侵體內，不管正邪都可能隨體內營、衛氣到處流竄，這種情形也會引起夜夢：

陰氣盛則夢涉大水而恐懼，陽氣盛則夢大火而燔偆，陰陽俱盛則夢相殺，上盛則夢飛，下盛則夢墮，甚饑則夢取，甚飽則夢予。肝氣盛則夢怒。肺氣盛則夢恐懼哭泣飛揚。心氣盛則夢善笑恐畏。脾氣盛則夢歌樂，身體重不舉。腎氣盛則夢腰脊兩解不屬……

厥氣客於心則夢見邱山煙火。客於肺則夢飛揚，見金鐵之奇物。客於肝則夢山林樹木。客於脾則夢見邱陵大澤，壞屋風雨。客於腎則夢臨淵沒居水中，客於膀胱則夢遊行，客於胃則夢飲食，客於大腸則夢田野，客於小腸則夢聚邑衝衢，客於膽則夢篦訟自刳，客於陰器則夢接內，客於項則夢斬首，客於脛則夢行走而不能前及居深地窌苑中，客於股肱則夢禮節拜起，客於胞植則夢溲便……

二、面相：在〈靈樞．五閱五使第三十七〉中提到：

黃帝問於歧伯曰：余聞刺有五官五閱以觀五氣。五氣者五藏之使也，五時之副也。願聞其五使當安出。

歧伯曰：五官者，五藏之閱也。

也就是說，五官是五臟的門面，閱讀五官的狀況，就能推知五臟是否健康。這使人聯想到以前有首校園民歌〈讀你〉，歌詞說：「讀你千遍也不厭倦，讀你的感覺像三月……」（作詞／梁弘志）

如果健康可以讀得出來，當然感情也可能被讀出來。至於如何從面相來判斷身體概況，《黃帝內經》這樣描述：

黃帝曰：願聞五官。

歧伯曰：鼻者肺之官也，目者肝之官也，口脣者脾之官也，舌者心之官也，耳者腎之官也。

黃帝曰：以官何候。

歧伯曰：以候五藏。故肺病者喘息鼻張，肝病者眥青，脾病者脣黃，心病者舌卷短、顴赤，腎病者顴與顏黑。

更進一步，還可以從明堂五色了解更詳細的情形：

帝曰：善。五色獨決於明堂乎。

岐伯曰：五官已辨，闕庭必張，乃立明堂，明堂廣大，蕃蔽見外，方壁高基，引垂居外，五色乃治，平博廣大，壽中百歲……

五色的觀法，接續在〈靈樞・五色第四十九〉才算敘述完整：

雷公問於黃帝曰：五色獨決於明堂乎，小子未知其所謂也。

黃帝曰：明堂者，鼻也。闕者，眉間也。庭者，顏也。蕃者頰側也。蔽者，耳門也。其間欲方大，去之十步，皆見於外，如是者壽，必中百歲。

雷公曰：五官之辨，奈何。

黃帝曰：明堂骨高以起，平以直，五藏次於中央，六府挾其兩側，首面上於闕庭，王宮在於下極，五藏安於胸中，真色以致，病色不見，明堂潤澤以清，五官惡得無辨乎。

雷公曰：其不辨者，可得聞乎。

黃帝曰：五色之見也，各出其色部，部骨陷者，必不免於病矣。其色部乘襲者，雖病甚，不死矣。

雷公曰：官五色奈何。

黃帝曰：青黑為痛，黃赤為熱，白為寒，是謂五官。……

上面文字全篇說明非常詳盡，本文拋磚引玉只節錄片段，有興趣者可以找《黃帝內經》原文好好閱讀。

三、人相：《黃帝內經》人相學有兩種論法。一種從五行分類，看金、木、水、火、土五種形態的人的長相、個性，這是一般所熟悉的論法。按〈靈樞・陰陽二十五人第六十四〉：

岐伯曰：先立五形金木水火土，別其五色，異其五形之人，而二十五人具矣。

黃帝曰：願卒聞之……。

木形之人，比於上角，似於蒼帝，其為人，蒼色，小頭，長面，大肩背，直身，小手，足好，有才，勞心，少力，多憂，勞於事。能春夏，不能秋冬，感而病生，足厥陰佗佗然……

火形之人，比於上徵，似於赤帝。其為人，赤色，廣𦜝，脫面，小頭，好肩背髀腹，小手足，行安地，疾心，行搖，肩背肉滿，有氣，輕財，少信，多慮，見事明，好顏，急心，不壽暴死。能春夏，不能秋冬，秋冬感而病生手少陰，核核然……

土形之人，比於上宮，似於上古黃帝。其為人，黃色，圓面，大頭，美肩背，大腹，美股脛，小手足，多肉，上下相稱，行安地，舉足浮安，心好利人，不喜權勢，善附人也。能秋冬，不能春夏，春夏感而病生，足太陰敦敦然……

金形之人，比於上商，似於白帝。其為人，方面，白色，小頭，小肩背，小腹，小手足，如骨發踵外，骨輕，身清廉，急心靜悍，善為吏，能秋冬，不能春夏，春夏感而病生，手太陰敦敦然……

水形之人，比上羽，似於黑帝。其為人，黑色面不平，大頭廉頤，小肩，大腹，動手足，發行搖身，下尻長背，延延然，不敬畏，善欺紿人戮死，能秋冬，不能春夏，春夏感而病，生足少陰，汗汗然……

其實本篇名曰「二十五人」，是配合角、徵、宮、商、羽五音，再進一步細分成五五二十五類人，但因牽涉古代音律專業，所以在此不多加妄言。

至於另一種相人方式，在〈靈樞・通天第七十二〉，則是依陰陽區分五種人，再施以不同治病的方式：

黃帝曰：其不等者，可得聞乎。

少師曰：太陰之人，貪而不仁，下齊湛湛，好內而惡出，心和而不發，不務於時，動而後之，此太陰之人也。

少陰之人，小貪而賊心，見人有亡，常若有得，好傷好害，見人有榮，乃反慍怒，心疾而無恩，此少陰之人也。

太陽之人，居處於於，好言大事，無能而虛說，志發於四野。舉措不顧是非，為事如常自用，事雖敗，而常無悔，此太陽之人也。

少陽之人，諟諦好自貴，有小小官，則高自宜，好為外交，而不內附，此少陽之人也。陰陽和平之人，居處安靜，無為懼懼，無為欣欣，婉然從物，或與不爭，與時變化，尊則謙謙，譚而不治，是謂至治。古之善用鍼艾者，視人五態，乃治之，盛者寫之，虛者補之……

四、占卜：據〈靈樞・九宮八風第七十七〉所述，觀察太一星在不同節氣時日之天候，可預測各階層人士之吉凶。太一星就是現在所稱的北極星，以北極星在東西南北以及中心宮位之日，所吹之風向來推論吉凶，尤其在中宮之日可能有八方來風，更可據以論斷傷病所在。

太一移日，天必應之以風雨，以其日風雨則吉，歲美民安少病矣。先之則多雨，後之則多旱。

太一在冬至之日有變，占在君。太一在春分之日有變，占在相。太一在中宮之日有變，占在吏。太一在秋分之日有變，占在將。太一在夏至之日有變，占在百姓。

所謂有變者，太一居五宮之日，病風折樹木，揚沙石，各以其所主，占貴賤。因視風所從來而占之，風從其所居之鄉來為實風，主生，長養萬物。從其衝後來為虛風，傷人者也，主殺，主害者，謹候虛風而避之，故聖人日避虛邪之道，如避矢石然，邪弗能害，此之謂也。是故太一入徙立於中宮，乃朝八風，以占吉凶也。

五、養生：從〈素問・四氣調神大論第二〉的說明，可以瞭解到《黃帝內經》基本的養生之道，乃是配合一年四季天地氣象不同的作息。

春三月，此謂發陳，天地俱生，萬物以榮，夜臥早起，廣步於庭，被髮緩形，以使志生，生而勿殺，予而勿奪，賞而勿罰，此春氣之應養生之道也。逆之則傷肝，夏為寒變，奉長者少。

夏三月，此謂蕃秀，天地氣交，萬物華實，夜臥早起，無厭於日，使志無怒，使華英成秀，使氣得泄，若所愛在外，此夏氣之應養長之道也。逆之則傷心，秋為痎瘧，奉收者少，冬至重病。

太一遊九宮圖

四巽	九離	二坤
三震	五中	七兌
八艮	一坎	六乾

太一，又名太乙，是北辰之神的名稱。古人觀測天象常以太乙星做標準，用來確認時間與方位。太乙星行繞九宮的順序，就是根據九宮數由小至大的次序，也正是一般所謂的洛書數。

秋三月，此謂容平，天氣以急，地氣以明，早臥早起，與雞俱興，使志安寧，以緩秋刑，收斂神氣，使秋氣平，無外其志，使肺氣清，此秋氣之應養收之道也。逆之則傷肺，冬為飧泄，奉藏者少。

冬三月，此謂閉藏，水冰地坼，無擾乎陽，早臥晚起，必待日光，使志若伏若匿，若有私意，若已有得，去寒就溫，無泄皮膚，使氣亟奪，此冬氣之應養藏之道也。逆之則傷腎，春為痿厥，奉生者少。

還有現代人喜歡談的飲食養生，〈靈樞．五味第五十六〉也有詳實的記載：

五穀，粳米甘，麻酸，大豆鹹，麥苦，黃黍辛。

五果，棗甘，李酸，栗鹹，杏苦，桃辛。

五畜，牛甘，犬酸，豬鹹，羊苦，雞辛。

九宮八風圖

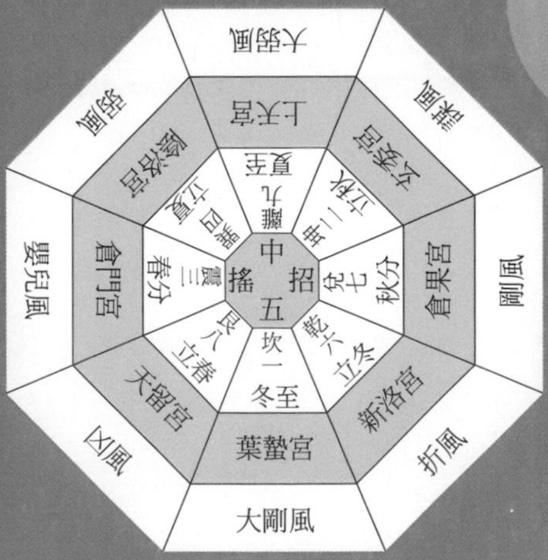

九宮八風的圖示是從九宮圖變化而成八卦的形狀。通常從冬至日起三個節氣四十六天，圍繞太乙星旋轉的北斗星會指向正北方葉蟄宮，接著進入立春以後的三個節氣四十六天，北斗星轉移至東北方的天留宮，如此按順時鐘方向三個節氣移動一宮，三百六十六日後又回到正北的葉蟄宮。每個宮位按方位不同，有不同的風別，每日以太乙星所在宮位為準，從當日所吹風向可預測相關人事的吉凶。

五菜，葵甘，韭酸，藿鹹，薤苦，蔥辛。

五色，黃色宜甘，青色宜酸，黑色宜鹹，赤色宜苦，白色宜辛……

所謂五色者，脾病者，宜食糠米飯牛肉棗葵。心病者，宜食麥羊肉杏薤。腎病者，宜食大豆黃卷豬肉栗藿。肝病者，宜食麻犬肉李韭。肺病者，宜食黃黍雞肉桃蔥。

五禁，肝病禁辛，心病禁鹹，脾病禁酸，腎病禁甘，肺病禁苦。肝色青，宜食甘，糠米飯牛肉棗葵皆甘。心色赤，宜食酸，犬肉麻李韭皆酸。脾色黃，宜食鹹，大豆豕肉栗藿皆鹹。肺色白，宜食苦，麥羊肉杏薤皆苦。腎色黑，宜食辛，黃黍雞肉桃蔥皆辛。

六、其他：更多新奇好玩的文章限於篇幅，只概略提示如下：

例如在〈靈樞．陰陽二十五人第六十四〉、〈靈樞．五音五味第六十五〉中談鬍鬚，提到為何男人會長鬍鬚，女人不會？以及去勢之後的太監是什麼原因而長不出鬍子？還有談絕食，在〈靈樞．平人絕穀第三十二〉中，提出根據胃腸之容量與消化原理計算出，人若絕食最長七日就會餓死。

此外，在〈靈樞．論勇第五十〉中談勇怯，提到怕痛與怕死無關，勇士不怕死但可能怕痛。還指出一般人喝了酒之後，為什麼也變得勇敢？連哭泣也有專文說明，〈素問．解精微論第八十一〉提及，為什麼又哭又泣或只哭不泣，道理何在？而如果想瞭解為什麼會失眠或失聲，在〈靈樞．邪客第七十一〉與〈靈樞．憂恚無言第六十九〉中有說明。

由於《黃帝內經》全文頗為冗長，而且很多涉及針灸醫道，與本書較無關聯，所以本書僅節錄部分精華以供參考。但為讓讀者對《黃帝內經》有完整的概念，所以特將〈素問〉八十一篇、〈靈樞〉八十一篇目錄收於書後附錄，並特別註解，讓讀者能全盤掌握。又因本書以練功為宗旨，針對與練功有關的篇文標題，特別以粗體標出做為識別。

註釋

❶ 請參看本書第一一八頁，第十二篇〈氣的家族〉。

《第十四篇》

老莊思想

練功修行如果走的是道家路線，主要都會以黃老學說為依歸，「黃」指的是《黃帝內經》，本書第十三篇已有介紹。而「老」就是本文要談的老子、莊子思想。老子是道家思想的鼻祖，莊子則是道家思想的實踐者，前者建構道家學說的完整體系，後者完美的在生活中體現道家學說的精髓。對於練功、修道的人來說，兩位大師都是跨越時空，不可不親近的思想導師。

● 入世為官任事是儒，出世修養生息歸道（或佛）

雖然春秋戰國時期諸子百家的思想發展蓬勃，但自秦漢以後，儒家一枝獨秀，從國家、社會的典章制度，乃至家庭、個人的倫常規範等，無一不受到儒家學說的影響。

時至今日，雖然科學文明已成為個人養成教育的主要內容，但是儒教眾多思想仍然深植人心，有形無形指導著我們的生活。信手拈來，例如「吾日三省吾身」、「學而時習之，不亦說乎？有朋自遠方來，不亦樂乎？」；在做人方面「己所不欲，勿施於人」、「老吾老以及人之老，幼吾幼以及人之幼」；在道德規範上「德不孤必有鄰」、「非禮勿視，非禮勿聽，非禮勿言，非禮勿動」；從政做事「名不正則言不順，言不順則事不成」、「君君臣臣，父父子子」；為學讀書「溫故而知新」、「學而不思則罔，思而不學則殆」。甚至像「道之以政，齊之以刑，民免而無恥。道之以德，齊之以禮，有恥且格」的說法，還影響了現今社會的法治觀念，使得為政者總想用道德，而不思訂定法律來規範人民的行為。

如此看來，儒家思想似乎盤據了一般人生活中多方層面的領域，但如果談到本書所說的練功範疇，則通常又須遵循道家（或佛家）的思想才能達到養生、修命、修性的目標。原來儒家著重人我關係的人（仁）道，而練功講求內在心性的返璞歸真，必須盡量捨棄後天心志的積極作用，順應天道、回歸自然才可能修練有成。這樣的觀念與道家思想強調「自然」、「無為」、「不爭」的屬性不謀而合。因此，古代士人，往往入世為官任事時是儒，而出世修養生息間則歸之於道（或佛）。

●老莊學說為道家思想的代表

談到道家學說，主要以老子的《道德經》與莊子的《南華經》為代表。一般說老子、莊子，除了是兩人的名號以外，有時候也分別等同於《道德經》和《南華經》的書名，也就是說老子、莊子是其人，同時也指其書。其中，老子毫無疑問是道家的創始人，甚至連道教也尊奉老子為三清祖師中的太上李老君。

●《道德經》是談道論德的經書

整部《道德經》最主要的創見，是對於道的論述。依老子對於道的見解，道是先天地而存在的。據《道德經・不盈章第四》所記載：

> 道沖而用之，或不盈。淵兮似萬物之宗。挫其銳，解其紛，和其光，同其塵。湛兮似若存。吾不知誰之子，象帝之先。

《道德經・混成章第二十五》更明確的寫道：

> 有物混成先天地生，寂兮寥兮，獨立而不改，周行而不殆，可以為天下母。吾不知其名，字之曰道，強為之名曰大。……人法地，地法天，天法道，道法自然。

就是說道亦可稱做「大道」，它是自然存在著的，不管天地成形與否。這個道正是天地之母，宇宙中萬事萬物皆由它化育而生，所以《道德經・沖和章第四十二》說：

道生一，一生二，二生三，三生萬物。

這個說法有點像西方宗教對造物主的描述，只不過上帝有具體的形象（人是依祂的形象製作的），而道則是超越物質，無物無象，用言語文字很難去形容。也因為這樣特殊的性質，讓老子為了介紹道給世人認識而大費周章。所以老子在《道德經》第一章開宗明義就表示：

道可道，非常道。名可名，非常名。

如此立場鮮明的宣告，並不是刻意要故弄玄虛，而是道的本性原來就是又玄又虛，無法用世間的見解來說清楚講明白。不過在後面的章節，老子還是試著去勾勒道的圖像。在《道德經・道紀章第十四》描繪這個道是「視之不見，聽之不聞，博之不得」，也因「此三者不可致詰，故混而為一」，所以結論為道是如下描述的這樣一個東西：

其上不皦，其下不昧，繩繩兮不可名，復歸於無物，是謂無狀之狀，無象之象，是謂恍惚。迎之不見其首，隨之不見其後。

《道德經・從道章第二十一》跟著也說：

道之為物，惟恍惟惚，惚兮恍兮，其中有象，恍兮惚兮，其中有物，杳兮冥兮，其中有精，其精甚真，其中有信。自古及今，其名不去，以閱眾甫。

當然這種恍恍惚惚、反來復去的說詞，可能還是讓人有不可捉摸的感覺。不過話說回來，這也正是練功求道過程的感覺。因為練功所追求的先天境界，就如同道一樣，也是超越天地成形、生命誕生以後的一切，所以企圖用後天的語言、文字、感官、意識去理解，都是徒勞無功的。佛家經典《金剛經》裡面著名的四句偈也說：

若以色見我，以音聲求我，是人行邪道，不能見如來。

可能老子也明白這樣的窘境，因此在《道德經‧若水章第八》提到了水，這個大家在日常生活中都熟悉的東西，其實是與道差不多的。

上善若水，水善利萬物而不爭，處眾人之所惡，故幾於道。

這樣的提示也許可算開啟一線門縫，讓有心尋道、修道的人士得以一窺道的堂奧。整部《道德經》除了說道，另外當然就是論德。所謂「德，乃得也」，「得之於道」就叫做德。依照前面所說，主宰天地萬物的是道，而人承襲了道的本質，隨著生命存在於人身上的就叫德，所以人有所謂「品德」、「德行」。也有一說，德是對人承繼了多少道，遵循了多少道的一種評斷，所以對人的規範或看人的表現，常常不說德，而是道德並稱。〈從道章第二十一〉就說：「孔容之德，惟道是從。」如果從根本上來看道與德對生命的意義，在〈尊貴章第五十一〉就相當明白的闡釋說：

故道生之，德蓄之，長之，育之，成之，熟之，養之，覆之。

可以說，道賦與了萬物生命，爾後萬物依照自體的德來培蓄生命，從生長、化育、成型、熟定，一路在生活中滋養、庇護生命本身，都是德的作用。

《莊子》一書以內七篇為代表

介紹完老子的思想，再看道家另一位代表性的人物，莊子的道與人生。莊子名周，其書亦稱《莊子》，由於唐玄宗追封莊子為南華真人，所以《莊子》一書也被後人稱為《南華真經》或《南華經》。按《漢書‧藝文志》的記載，全書應有五十二篇文章，但至今流傳於世的，最常見的版本只剩內篇七、外篇十五及雜篇十一等，共三十三篇而已。內七篇照歷來學者專家的考據，公認大抵是莊子本人的真作，也是莊子思想的核心。至於外篇、雜篇的文章，一般咸信有多篇都是後人假莊子之名而增修、補述的文章，因此對於莊子思想的介紹，主要還是以內七篇為主。先就內七篇文章摘要說明如後：

〈逍遙遊第一〉

〈逍遙遊〉顧名思義就是自由自在優遊於世間的意思。用莊子自己的話說，即「乘天地之正，御六氣之辯，以遊於無窮者」。《莊子》一書以本篇做為開場白，表明作者出世主義的思想。文中以數則故事說明世俗功利觀點的有用、無用，其實是相對於外在時空環境而有所不同。只要「定乎內外之分，辯乎容辱之境」，就不致受困於這些虛名虛利，而能真正逍遙遊於天地之間。所以說「至人無己，神人無功，聖人無名」。

〈齊物論第二〉

「自其異者視之，肝膽楚越也；自其同者視之，萬物皆一也」，「萬物皆一」就是齊物論。文中說人往往「勞神明為一而不知其同也」，若能站在道的制高點來看，則「天地一指也，萬物一馬也」，不必像猴子一樣為了「朝三暮四」、「朝四暮三」而爭執半天。不管是「莊周夢蝶」還是「蝶夢莊周」，終是「天地與我並生，而萬物與我為一」罷了。

〈養生主第三〉

養生要領在平時要「緣督以為經」，而行事做人則「依乎天理，因其固然」，以「無厚入有間」就能「遊刃有餘」矣。生命真正的意義是「薪盡火傳」，所以不妨用「得者，時也；失者，順也」的態度來看待人生，能夠「安時而處順」則「哀樂不能入」，就是最佳的養生之道。

〈人間世第四〉

本篇描寫莊子的為人處世哲學。「名實者，聖人之所不能勝也」，對於無所遁逃於天地之間的人情世故，最好以內直外曲的方式相對應。「內直者與天為徒」、「外曲者與人為徒」。最高的境界是持戒「心齋」，對外看空名實，對內放空自己，物我兩空，虛以待物，以無用為大用，如此「乘物以遊心，託不得已以養中，至矣」。

〈德充符第五〉

本篇寫一些外表不全、殘障或貌醜的人，但因為他們才德充實，使眾人都想與這些人親近。「德有所長，形有所忘」就是「德充符」，因內在道德圓滿而散發出來的無形之相，讓人忘了他們原有的外形缺失。不過，莊子認為應該進一步「有人之形，無人之情」，甚至還要無情無欲，「不以好惡內傷其身，常因自然而不益生」，順乎天道而不用刻意補身益體。

〈大宗師第六〉

言行舉止皆合於道的真人，就是大宗師。大宗師能夠「墮肢體，黜聰明，離形去知，同於大通」，與道合為一體，「與造物者為人而遊乎天地之一氣」。大宗師不期待「相濡以沫」，而寧願「相忘於江湖」，「彷徨乎塵垢之外，逍遙乎無為之業」。

〈應帝王第七〉

本篇主要內容正如題目所揭示：應該怎麼做一個帝王？談的是國君如何治理國家的理念。全文就是道家無為而治的政治理想，所以說「游心於淡，合氣於漠，順物自然而無容私焉，而天下治矣」。最後以「渾沌開竅」的小故事做為本篇的結尾。文中敘述名為「渾沌」的中央帝王，因為接受南北兩位帝王的回報，讓他們為自己「渾沌未開」的外觀打造五官七竅，結果「日鑿一竅，七日而渾沌死」。

其餘外、雜二十六篇文章，本文僅拋磚引玉將標題目錄表列如下，有興趣的讀者可上網查詢，或從專論《莊子》的書籍中，進一步了解全部的內容。

外十五篇包括：

駢拇第八　馬蹄第九　胠篋第十　在宥第十一　天地第十二
天道第十三　天運第十四　刻意第十五　繕性第十六　秋水第十七
至樂第十八　達生第十九　山木第二十　田子方第二十一　知北遊第二十二

雜十一篇包括：

庚桑楚第二十三　徐无鬼第二十四　則陽第二十五　外物第二十六
寓言第二十七　讓王第二十八　盜跖第二十九　說劍第三十
魚父第三十一　列禦寇第三十二　天下第三十三

●莊子思想出世 觀念豁達

從莊子的文章中，可看出他是一個標準的「出世主義」者，對於生活基本的態度是：無爭、無待、無為、無用。「獨與天地精神往來而不敖倪於萬物。不譴是非，以與世俗處」，「上與造物者遊，而下與外死生無終始者為友」。

如果以現代著重物欲追求的標準來看，這樣的生活態度是過於消極，甚至是頹喪的。這種生活觀與早年西方嬉皮世代的想法幾乎相去不遠。不過，就本書討論練功養生的角度來看，這是正確的思想。

因為，練功所需調整的心態，當然包括拋掉追逐名利的世俗欲念，才能歸根復命、明心見性。再就另一面來看，莊子的人生觀卻也相對豁達。從《莊子・養生主篇第三》最末段描寫老聃往生，他的好友秦失前往弔喪的那一幕，可清楚看出莊子對待生死之事的確非常泰然。

老聃死後，他的朋友秦失進去看他最後一面。同時在裡面弔唁的親友，不管是老的、少的都哭得非常傷心，但秦失只隨意的哭了三聲就出來了。在外面幫忙接待的老聃弟子很不以為然，就問秦失說：「非夫子之友邪？」

秦失回答：「然。」

「然則弔焉若此，可乎？」

秦失說：「然。」

因為在秦失的眼中，那些過度傷心的親友，反而是「遁天倍情，忘其所受」。

適來，夫子時也；適去，夫子順也。安時而處順，哀樂不能入也。

當初有機會獲得新生命來到人間，是時運已到；如今盡享天年回歸塵土，不過是順應天道而已。能夠安於時運、順應天道，以平常心面對生死關卡，自然無所謂哀傷快樂。這樣的觀點還是難免出世主義的消極，甚至有些宿命。倒是在文章結尾，莊子難得展露他智慧嚴肅的一面，點出生命的真諦，不在於一己壽命的長短，反而是在於「薪盡火傳」的代代相傳。

指窮於為薪，火傳也，不知其盡也。

練功除了自己下功夫修練，同樣也講求薪火相傳。所以，正式傳功傳法往往需要開堂拜師，就是重視道脈傳承的表現。在西方以宗教為重的社會，有稱引領入教的前輩為教父者，而練功修行對於功法相傳的老師，同樣以父為名，尊稱師父，也是相同的道理。

●莊子書中記載很多練功要旨

回到《莊子》，做為道家的代表人物之一，對於道又是如何看待？

夫道，有情有信，無為無形；可傳而不可受，可得而不可見；自本自根，未有天地，自古以固存；神鬼神帝，生天生地；在太極之先而不為高，在六極之下而不為深，先天地生而不為久，長於上古而不為老。

這是在《莊子・大宗師第六》裡面一段描寫道的文字。同樣認為道是「無為無形」、「可得而不可見」，但相對於老子試圖正面直接捕捉道的「無狀之狀」、「無象之象」，莊子採用的是間接對比的手法，來凸顯道超越物質、超越意識的特性。正是「道可道，非常道」，對於道本身無所謂大小、高低、深淺、久短、老少等問題。

做為道家開山祖師，老子透過《道德經》建構了以道為中心的思想體系。對於練功修道者而言，《道德經》主要提示了一些綱要式的指導，像「人法地，地法天，天法道，道法自然」，幾乎可以說是修研道功的總綱；還有「虛其心，實其腹」的要訣，也是修道者入門要追求的目標。

至於莊子，更是直接的在《莊子》一書上，記載了很多精妙的功法要旨，讓後代的有志、有識者，可將這些要旨融入在功夫的修練上。以下列舉《莊子》中比較有名的一些功法要義，做為本文的結束：

一、**通督**——〈養生主第三〉

緣督以為經，可以保身，可以全生，可以養親，可以盡年。

督脈總督所有陽經。任脈收、督脈發，走周天循環或是化精、化氣，主要就以督脈為必經之道，讓氣由下往上，逐步昇華。

二、**踵息**——〈大宗師第六〉

真人之息以踵，眾人之息以喉。

配合《黃帝內經》的「氣街說」，「呼吸以踵」是由足底至頭頂，貫穿全身的內功調息法。在本書第八篇的〈調息：腹式呼吸〉中有詳盡說明。

三、心齋——〈人間世第四〉

無聽之以耳而聽之以心，無聽之以心而聽之以氣。

心齋是講求內無外空、物我皆虛的無相法門。太極拳就將此心法具體融合於拳術之中。心齋的要旨，本書第九篇〈調心：意守、存思、觀照〉已有相當介紹，可供參考。

四、坐忘——〈大宗師第六〉

墮肢體，黜聰明，離形去知，同於大通。

「同於大通」就是同於大道，順應天道之意。靜坐是養生、修道、修禪最方便的法門之一。坐忘主要是藉由靜坐的入定，而忘卻後天有形無形的肉體和心智罣礙，以達到同於大道的境界。能夠坐忘，要有相當火候的定力修為，已是上乘的高段靜坐功夫。

Part · 4

卷合

返璞歸真 天人合一

《意識篇》

《第十五篇》
天地定位

「全球衛星定位系統（GPS）」是現在流行的高科技產品，大從汽車、小到手機，很多都附有這項功能，配合電子地圖用來做導航、追蹤等用途。回溯千年前孔子說《易經》時，也有「天地定位」的卦圖說明。「衛星定位」計算地球上每一點的經緯度，而「天地定位」又是怎麼樣的一回事？與練功又有什麼樣的關聯？就讓本文說給你聽。

●定位衛星就像上帝的眼睛

幾年前美國汽車廠商克萊斯勒（Chrysler）曾經做了一個廣告，內容敘述一位老婦開車行經一座橋時，不慎翻覆橋下，還好因為這輛車附有一套該汽車公司廣告宣傳的新設備，所以老婦人倖免於難，得以及時被警察救出。當時這支廣告大力推銷的，就是現在已經廣為大家所熟悉的GPS全球衛星定位系統。

遠在一九八〇年代，當時正值美國與蘇聯冷戰對抗的高峰時期，美國國防部為了軍事需要，於是發射了二十四顆衛星，佈置在地球上方二萬二千公里高的軌道上，全部六條軌道，每條軌道四個衛星，每個衛星一天約繞行地球兩周，全面包覆整個地球。

在地球上任何一個地方，一天二十四小時，不論哪一個時間都可以接收到衛星訊號。利用這些訊號，就可以計算出接收設備所在地點的經緯度，這就是所謂的「定位（positioning）」，也是這套衛星系統所能提供的原始功能。因此，美國人將這個系統命名為「全球定位系統（Global Positioning System）」，簡稱GPS。

至於目前市場所熟悉的導航、追蹤、救援等服務，都是地面接收器裡的電腦利用原始的定位資料，再配合地圖衍生出來的功能。由於GPS衛星群涵蓋了地球表面所有地方，所以除了室內或某些遮蔽比較明顯的地方，理論上利用GPS可以標記地

GPS衛星群圖

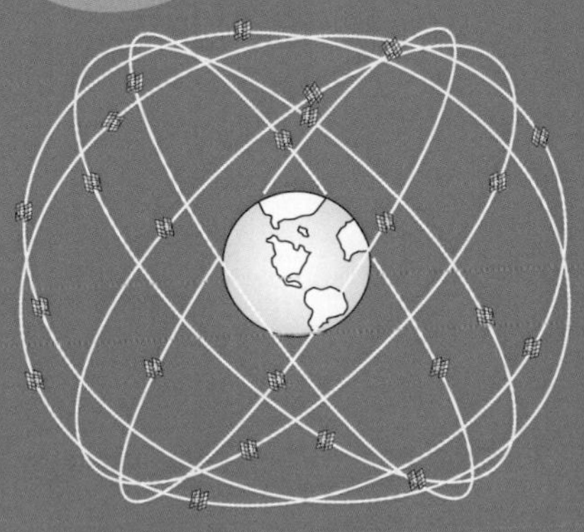

美國國防部建置的全球衛星定位系統（GPS），因為在商用方面免費提供給全世界的消費者使用，所以目前在一般汽車導航的應用上廣為大眾所採用。

GPS由二十四顆衛星組成，分成六個軌道 在離地面約二萬二千公里的高度上，全面覆蓋地球。

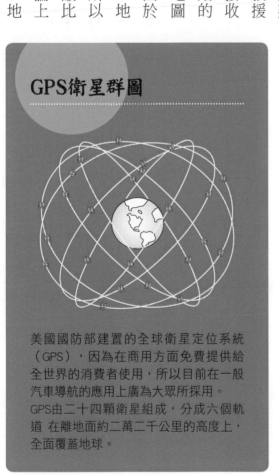

表任何的位置。也因為這個功能，就有人戲稱這些衛星像「上帝的眼睛」，隨時在看著這個世界上每一個人的行蹤。

這種全球性的定位功能，不論在日常生活或是戰時都非常的實用。九〇年代末蘇聯解體之後，人們意外發現，天空上另外還有二十四顆上帝的眼睛，也在偷偷的盯著地面上的一切。原來蘇聯當初不甘落於美國之後，也悄悄的追隨美國，同樣發展出二十四顆衛星的定位系統，名稱叫GLONASS（Global Navigation Satellite System）。只是後來因為財務上負荷不了，以致系統停擺，徒留衛星在太空空轉。這套系統直到一九九七年左右才讓世人知曉，後來經過好事者發起全球全面性的測試，才確認大部分的衛星都已毀壞，只剩不到半數的衛星還堪使用。不過，近年來因為全球能源需求增加，蘊藏大量天然氣等資源的前蘇聯龍頭俄羅斯，逐漸鹹魚翻身，因此又計畫投入資金讓系統復活。這次俄國是夥同另一個新興大國印度，兩國攜手合作，準備讓這套衛星定位系統重新開始運作。

●「現代伽利略」無法超越「祖先伽利略」

追溯歷史，西方在導航技術方面的先驅者，為著名天文暨物理學家伽利略。他於西元一六一〇年，首次利用天文望遠鏡發現木星的四顆衛星，並利用這些衛星繞行木星所產生的相對位置變化，製作了星曆表，使地面的觀察者可以根據這張圖表，找出所在地點的經度。這個方法在後來的十七、八世紀期間，革新了當時導航、量測與製圖的技術。

時至西元二〇〇〇年之後，歐洲聯盟鑑於定位服務的重要性，因此宣佈要開發一套屬於歐盟自己的衛星定位系統，就取名為「伽利略衛星計畫（Galileo）」。這套系統將分三個軌道、三十顆衛星，建置在離地面二萬三千公里的太空中，號稱全球第一套民間專用定位服務，不帶任何官方或軍事色彩，採用最新的衛星通訊技術，準備在商用領域與GPS系統分庭抗禮。

歐洲聯盟為了表示傳承，「伽利略衛星計畫」特別將整個系統的前期驗證工程取名為「GIOVE（Galileo In-Orbit Validation Element）」，這不但是義大利文「邱比特（Jupiter）」的意思，也是木星的西洋名稱。而且這項驗證也使用四顆衛星，顯然有跟隨當年伽利略，利用木星四顆衛星做定位的意涵。只是人算不如天算，二〇〇八年一場世界金融風暴，使歐盟各國陷入經濟危機，在財源窘困之下，伽利略計畫暫停留在四顆衛星的驗證階段，後繼工程遙遙無期，好像冥冥中有股力量，不讓他們超越祖先伽利略的定位系統。

倒是在地球的另一端，自東方崛起的中國，不受金融風暴影響，仍按照既定時程，著手佈建新一代的「北斗二號衛星定位系統」。原本中國也有一套由三顆衛星構成的「北斗衛星定位系統」，只是這套系統並未涵蓋中國以外的地區。可能為了因應新的世界局勢，中國決心將系統擴充，使其具全球性的定位功能，如此除了可提升原有北斗系統的質量之外，在這場世界級的衛星大賽中也不致缺席，足以再一次向世人昭示大國的崛起。

●「天地定位」是地球生命的開始

看各大強權前仆後繼、不惜重金，就是想建立屬於自己的定位系統，可以很清楚知道，能在偌大漫無邊際的地球表面精準定位，確實是一項很重要的功能，或者也可以說是一件極關鍵的武器，因為地表上的任何標的物，只要被定位確認，行蹤將無所遁形，一舉一動皆會落入對方的掌握之中。不過這種定位，是屬於有形外在物體的位置標定，另外還有一種無形內在的定位，在《易經・說卦傳》裡就有地球形成之初，所謂「天地定位」的描述：

天地定位，山澤通氣，雷風相薄，水火不相射，八卦相錯，數往者順，知來者逆，是故，易逆數也。

這段話裡面的「天、地、山、澤、雷、風、水、火」，指的是八卦卦名。

在八卦中：

「乾」卦（☰）稱「天」，「坤」卦（☷）稱「地」，

「艮」卦（☶）是「山」，「兌」卦（☱）是「澤」，

「震」卦（☳）名「雷」，「巽」卦（☴）名「風」，

「坎」卦（☵）為「水」，「離」卦（☲）為「火」。

所謂「卦者，掛也」，八卦也可以說是八幅掛在那裡的基本圖像。經由這八個基本卦圖的組合、演繹，就能類比及推論天地之間各種天文、地理、人事、物類的現象和道理。按照〈說卦傳〉中描述：「天地定位」是乾、坤兩卦做成的縱向經線，「水火不相射」則是以坎、離兩卦連成的橫向緯線，而其他四卦，艮、兌表「山澤通氣」，震、巽是「雷風相薄」。

「伏羲先天八卦圖」即是雙雙交錯於經緯之間而形成。先天八卦之所以冠以「先天」的稱謂，正意味著它所描繪的是天地未形成之前的景象，更精確的說，這幅卦圖其實正是天地形成的過程。

我們知道八卦分四陽四陰，若用家庭成員來比喻：

陽卦：乾—天—父、震—雷—長子、坎—水—次子、艮—山—么兒；

陰卦：坤—地—母、巽—風—長女、離—火—次女、兌—澤—么女。

伏羲先天八卦圖

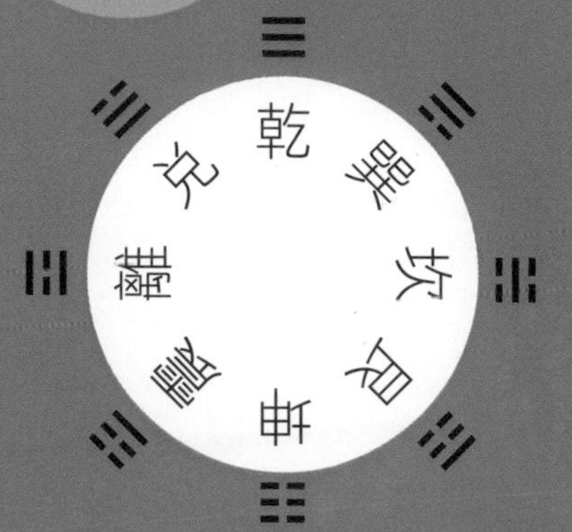

先天八卦圖的排列，乾坤連線為經，稱「天地定位」；坎離連線為緯，叫「水火不相射」；震巽相對是「雷風相薄」；艮兑相對是「山澤通氣」。
按順時鐘方向，從「天地定位」、「雷風相薄」、「水火不相射」到「山澤通氣」，正好是地球形成的過程。

因此，天地醞釀成型的步驟，正好按照輩分排序，由長而幼，即天地定位（父母）→雷風相薄（長子女）→水火不相射（次子女）→山澤通氣（ㄠ子女）。

將伏羲卦圖所描繪的「先天」景象，與現代的地球科學書籍做比對，可以知道地球的形成大致可分為四個階段：

一、**原始大氣（天地定位）**：在地球剛具雛型的時候，整個球體還是一團岩漿，外圍大氣稀稀疏疏，只有一些太陽星雲所殘留的氣體，如氫氣、氦氣等。地表上充滿甲烷和氫化氨等氣體，還有很多隕石時而碰撞。先天八卦說此時天地猶在定位之中，渾沌未開，界線不明，是「天地定位」的階段。

二、**火山噴發（雷風相薄）**：漸漸地，地殼表層開始冷卻堅硬，但在裂縫缺口處形成的火山，活動仍然相當頻繁，隨時噴發大量火山氣體。這些氣體進入大氣層，使空中開始有二氧化碳、氮和水蒸氣。水蒸氣在大氣層內凝結，而形成雨水又落回地面。這個階段氣候詭譎多變，狂風暴雨、地震海嘯，正是先天八卦「風雷相薄」的階段。

三、**海洋形成（水火不相射）**：接下來火山慢慢平息，雨水降落地表形成海洋。空中很多二氧化碳溶入海水變成石灰岩，使大氣內的二氧化碳大幅減少，地表溫度逐漸冷卻，氣候也開始正常有序。到此，寒暑漸次分明，水火不再交雜，但尚未能彼此調節，因此極端的天象還在持續發生。用《易經》文王六十四卦來解釋，這種現象正是「水火未濟」，水未能剋制火的炎燄，而火也沒溫潤水的冰寒，所以卦象上顯現在「水火不相射」的階段。

地球形成的過程

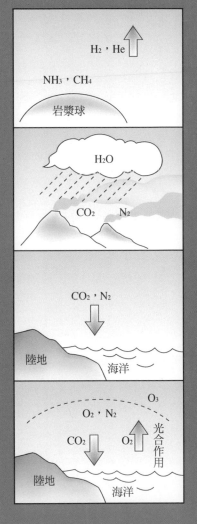

❶天地定位

原始大氣時期

1.地球只是不穩定的岩漿球。
2.外圍是太陽星雲的殘餘氣體。
3.氫氣（H_2）、氦氣（He）等逸失於太空之中。

❷雷風相薄

火山噴發時期

1.火山活動頻仍，大量氣體進入大氣層。
2.有水蒸氣升空，開始有下雨現象。
3.空氣中只有二氧化碳（CO_2）和氮氣（N_2）。

❸水火不相射

海洋形成時期

1.水氣凝結形成海洋。
2.二氧化碳（CO_2）溶於海水，形成石灰岩。
3.空氣中二氧化碳（CO_2）大幅減少。

❹山澤通氣

生命出現時期

1.生命在海洋行光合作用，大量製造氧氣。
2.空氣中有了氧氣（O_2），動物開始出現。
3.大氣層形成，外圍有一圈臭氧（O_3）層。

四、生命出現（山澤通氣）：一直到生物開始出現於海洋，因光合作用的進行，大量製造出氧氣，使大氣內有了適合陸地生物生存的環境，整個地球才正式穩定下來。青山綠水，氣息互通，即是先天八卦最後的「山澤通氣」階段。

「山澤通氣」表示陰陽相互調和，卦象從「水火未濟」轉為「水火既濟」，地球也正式脫離所謂「開天闢地」的先天時期，邁入適合生命存在的後天紀元。

●先天八卦可用來觀察無中生有的玄妙過程

先天八卦從「天地定位」到「山澤通氣」，說的雖是地球形成的過程，其實它所類象的是所有事物，從無到有的玄妙過程，即《道德經》上說的「故常無，欲以觀其妙」。舉凡萬物從孕育到化生，甚至公司行號從創業到穩定經營等，皆可用先天八卦的四個階段來觀察其中的進程。一般而言，做任何事情在起頭時就要定位清楚，才能正確無誤的一步一步往下進行。如果一開始就定位錯誤，或者始終無法定位，那麼不是漫無章法，就是根本走錯方向，事情不可能有成功的一天，這就是「天地定位」。

清末民初的學者王國維在《人間詞話》裡也說，凡作大學問、成大事業者都會歷經下面三個階段：

昨夜西風凋碧樹，獨上高樓，望盡天涯路。此第一境也。

衣帶漸寬終不悔，為伊消得人憔悴。此第二境也。眾裡尋它千百度，驀然回首，那人卻在燈火闌珊處。此第三境也。

通常剛開始決定要投入某件事情時，總會因尚無頭緒而有「獨上高樓，望盡天涯路」的茫然感覺，這也是天地還未定位的關係。一旦找到正確方向，定位完成，就可全心全力投入，以期能夠開花結果。但往往投入之後，才發現事情沒有想像中那麼簡單，困難橫亙，挫折紛紛而至，這是「雷風相薄」備受煎熬的階段。在這個階段確實需要有「衣帶漸寬終不悔」的執著，才有機會慢慢走出困境，轉為「水火不相射」的狀況。到了這個階段，看似已掌握成功應有的要件，可是最後要達成「山澤通氣」的境界，還須隨著所遭遇的各種情況，靈活運用手中的籌碼，所謂「依規矩而脫規矩」。如此在「眾裡尋它千百度」的淬煉努力下過關斬將，直到機緣成熟頓然了悟，原來所要追求的東西就在「燈火闌珊處」。

●「山澤通氣」練功有成

練功修行所追求的就是，從無到有的得氣感、從無到有的氣機發動、從無到有的先天能量……這些過程也符合先天八卦所描述的景象。

通常一開始要能夠找到適當的良師益友，從正確的觀念、功法、要訣著手，「天地定位」正確，才有功德圓滿的一天。否則，天地不開，總是在外圍摸索，幸者只是光陰虛度，不幸者可能還因功法偏差，練壞身體賠上健康。

「天地定位」之後，還須熬過「雷風相薄」的考驗，鍥而不捨練到能如太極拳講求的掌握虛實、區分陰陽，才算進入「水火不相射」的階段。進入這個階段，對於功夫已有初步的了解，此時才有資格自我修練，而不致有太大的錯失。

所謂「水火不相射」顧名思義是陰陽不相雜，如同男女有別一般，能夠遵守禮教，清楚男女授受不親的分際。不過，從生命的觀點也能理解，這只是陰陽法則的第一步，不能一直停在這個階段而不往前進，還要進一步學習男女相處之道，人類才得以順利傳承延續。相對於為人處世，「水火不相射」的階段，相當於已經掌握了應有的條件，但還不知如何做適當的安排與調配，導致事情總是缺那臨門一腳，就是無法開花結果。最終必須學習陰陽調和之道，才能達到「山澤通氣」的境地。

《太極拳經》也說，一些已有多年純功的練拳者，就是不知如何調和陰陽，以致無法融會貫通的運化拳術，即表示必須懂得「陰不離陽，陽不離陰，陰陽相濟」的道理，才能登峰造極成為真正的太極名家。

習練站樁功法最能體驗先天八卦的四個進程。剛開始光要擺定架勢，就經常顧此失彼，無法找到正確的姿勢好好站立。好不容易「天地定位」成功，站沒幾分鐘體內到處「雷風相薄」，瘦的瘦、痛的痛，幾乎沒有一處風平浪靜，只有透過經年累月的鍛鍊，逐漸掌握鬆的要領，才能慢慢讓站歸站、苦歸苦，不致攪成一團，而進階到「水火不相射」的境界。最後氣脈打通、鬆透骨髓，那就是「山澤通氣」練功有成的時日了。

地球可能要退回「水火不相射」的階段

再來說說億萬年來一直處在「山澤通氣」的地球。這些年因人類經濟發展毫無節制，造成地球嚴重的暖化現象。原本寒暑更替、四季分明的氣候開始變調走樣，天氣熱的時候很熱、冷的時候很冷，嚴寒、酷暑、狂風、暴雨、地震、海嘯天災頻傳，看起來似乎是陰陽失衡的前兆。

原本水（海洋）、土（陸地）在火（地心）上面的陰陽調和局面❶，如今因為暖化使水（海洋）、土（陸地）之上開始有了火氣，整個地球好像人類感冒發燒一樣，以《易經》術語來描述正是一副「水火未濟」的卦象。如果持續更長的時日，水火各處於極端狀態，陰陽更大幅度的不相調和互濟，地球說不定會退回「水火不相射」的階段。到時候地球這位萬物之母，不曉得要用什麼更激烈的方式自我療病，而生活在其上的我們又要如何才能躲過這一場浩劫？

註釋

❶請參看本書第一〇四頁，第十一篇〈氣脈網路〉。

《第十六篇》能量參合

「參」有「加入、相見」等意涵，「能量參合」原則上可以視為是能量或能量波的互動溝通。天地之間時時刻刻都有能量的參動在進行。從人與人之間，到人與神、人與靈，甚至人與萬物之間，處處都可能有能量的互動參合。最奧妙的是人體內的關竅也可以互相參動。像幾何數學理論的兩點連成一線，兩個對應的關竅點如果能夠氣機參合，彼此能量會互相拉抬而增加，兩竅間的能量也會開始流通，由點成線，氣脈也將逐漸打開……。

說到中醫體系的氣脈系統，一般人比較熟悉的，除了經脈就是穴道，很少人了解關竅的作用，甚至不清楚它們是否存在？主要因為中醫是從人體外部來觀察診治人的疾病，所以比較強調能直接從人體表面接觸的穴道治療，像針灸、推拿大多從相關穴道用針、按摩。而練功者卻是由返內照察，來明白氣脈通氣的情形，所以照察到的就是構成行氣網路的氣脈和關竅，當然也包括穴道在內。基本上，練功與醫療所要觀察的氣通層次是不盡相同的。中醫治病主要針對後天飲食產生的營、衛氣，而練功追求的是更高層級的先天氣動。

●關竅互參可以行氣通脈

對於關竅的修練，一般是採用守竅的方式❶來匯聚更多的能量。一旦練到火候足夠使關竅隨意念發動起來，就是所謂的「開通關竅」或「開竅」。

接著還可進一步以「互參」的方式，用已經開竅的高能量點來開通未開竅的低能量點。通常這個效果會比單一竅點，用意念能量來自我開通好。這種情形，正如同成績較差的學生可以找成績好的同學請益，如此會比自己閉門苦讀的效率要好得多。「無友不如己者」這句話的內在含意，也是希望藉由周遭能力或狀況較好的朋友幫助，薰陶或提升自己的境界。這

關竅互參示意圖

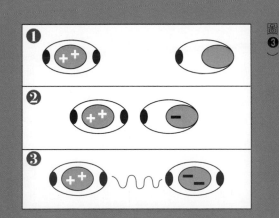

關竅互參通常是一陰一陽的成對關竅。如同電磁感應一般，當兩竅靠近時，已通的竅可以感應未通的竅，使它逐漸帶有能量。關竅互參就是反覆進行兩關竅分開、靠近的動作（如圖❶、❷），直到未開的竅匯聚足夠的能量，竅核也能轉動浮起，此時能量就可在兩關竅之間流動起來。（如圖❸）

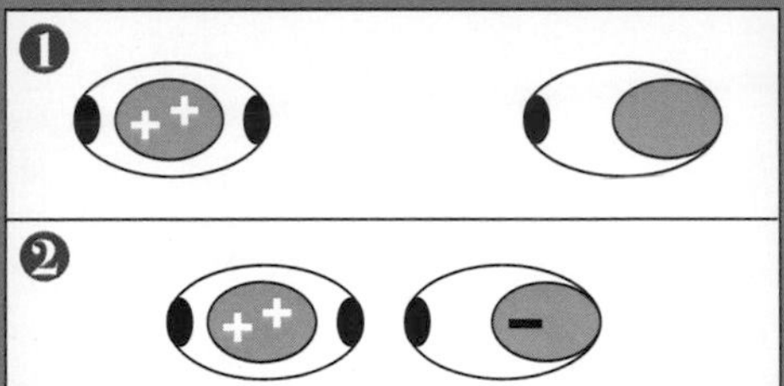

種藉用已通的竅，逐步參通其他未開的竅，在練功上也是「一竅通，百竅通」的道理。

當然關竅要互參，一開始不是隨意兩竅都可參動起來，必須找成對或是在同一氣脈上相鄰的關竅，如此效果才會顯著。所謂成對的關竅，通常是屬性相近、能量一陰一陽。陰陽參動稱做「對參」，而順著氣脈關竅兩兩相參就叫「順參」。不管是何種參動，只要能夠參合，兩個關竅內部的能量會因相互感應而增加，一旦兩個關竅都打開之後，能量就能透過竅孔開始流通。整個關竅互參的情形，請參考關竅互參示意圖。

●關竅外參講究能量契合

上述兩個關竅互參的情形，不管是能量一高一低的開竅參合，還是彼此旗鼓相當的通脈連線，都是在自身體內的「內參」動合。如果能量是往體外放射，向外界探尋可相參合的能量，這就變成「外參」。武俠小說常有「參見師父、參見教主」的說詞，還有一般到寺廟「參拜」神明、在家裡「參拜」祖先等，都是「外參」，是對外的能量溝通。知道這個道理，以後點香拜拜時，可以試著從靈臺（腦內中心點）發出意念波，隨著裊裊香煙齊向佛、菩薩、神明或祖先等溝通，如此禱告祈求的事可能會更加靈驗。

這種「外參」的情形，相信大家最能理解的就是男女之間的性愛交合。通常在行房時身體本能的前後擺動，從能量溝通的觀點，正是冀求陰陽能量交合的參動。只是參參了，是否契合又是另一回事，這也是「內參」與「外參」最大的差別。「內參」時只要一方能量夠強，往往兩竅很快就能參合連通，使彼此間的能量順利流動；但「外參」卻還需要確認雙方的能量，在本性特質上是否相契合，否則兩股能量參而不合，就談不上行氣通關了。現代的醫學只能治療精卵結合所需要的外在因素問題，如：精蟲多寡、排卵是否正常……等。很多夫婦行房多年，就是無法有愛的結晶，從醫學角度也找不出任何明顯的毛病，這也許就是能量無法契合的結果。

據了解，有些命理學家可以用紫微斗數等命學理論，推斷人與人之間的能量是否契合。紫微斗數與練功同屬五術，所謂「山、醫、命、相、卜」五術同源，斗數屬「命」，練功屬「仙」，兩者基本理論相通。以男女交往為例，如果有一方的本命祿星，照入另一方的大運或流年命宮，雙方就有很大機會從普通友誼進入親密交往的男女關係。顯然

命盤範例圖

命盤主人一九五五年生，男。在丁亥流年認識一位同年齡的熟女，可是一開始似乎得不到女方青睞，直到戊子年，兩人才跨越紅線正式成為男女朋友。從命盤觀察，戊子流年女方的天機化祿，恰好從午宮照入流年子宮，正象徵著女方如天雷一般勾動了男方的地火，此時雙方情慾才有機會交流起來。

福德宮 105-114 辛巳	田宅宮 95-104 壬午 天機	官祿宮 85-94 癸未 破軍 紫微	僕役宮 75-84 甲申
父母宮 115-124 庚辰 太陽			遷移宮 65-74 乙酉 天府
命宮 5-14 己卯 武曲 七殺			疾厄宮 55-64 丙戌 太陰
兄弟宮 15-24 戊寅 天同 天梁	夫妻宮 25-34 己丑 天相	子女宮 35-44 戊子 巨門	財帛宮 45-54 丁亥 廉貞 貪狼

祿星照入對方命宮，就像能量參合成功一樣，彼此通關比翼、同氣連理，情愛開始交流。有興趣可參考所附命盤範例圖。同樣的，夫妻的精卵是否容易結合受孕，也有類似的論斷方式，只是條件比較複雜，所以本文不再舉例說明。

●通關開竅期盼明師指點

回到練功領域，練功的人無不希望得到明師指點，可以在最短時間內通關開竅，逐步進入先天氣通的境界，否則靠自己苦修十年、二十年，甚至可能一輩子都無緣感知先天的能量。廣義來說，師父發功為徒弟點竅也屬兩人之間的能量契合。根據非正式統計，能被師父點通關竅的比例實在很低。師父常會說：「必須是上輩子就是門裡的人。」總結說來，應該還是能量契合的問題，只是這種契合牽涉的條件更為多元❷。

關竅一旦被師父打通，練功就進入另一層次。功夫由外移入內，練功用意多於用力，可用「意」啟動，讓體內能量循氣脈流通。往後師徒之間的關竅隨時可以參合，所以當徒弟內動行功時，師父照察感應彷彿親眼觀看一般，可以直接指導徒弟應該行氣的路線。兩人心電相通，師父口授心傳，徒弟心領氣合。此時若有第三者在場，往往目瞪口呆，一頭霧水，不知他們師徒倆在喬什麼事，真正「法不傳六耳」。修行深的師父還會出現在夢裡指導功夫，或者千里傳功，沒有空間的限制。有些氣功師父針對一般大眾，隔空傳功、隔空治病，那又是另一種能量參合的功夫了。

●能量參合隨時可能進行

天地有正氣，雜然賦流形，下則為河嶽，上則為日星，於人曰浩然，沛乎塞蒼冥……

〈正氣歌〉提出天地間充滿正氣的看法。本來宇宙萬物隨時隨地都可放射能量。像普照大地的日、月、星光，隨風瀰漫的河川、山嶽、林木、花草靈氣，還有一些帶著意念的神鬼幽冥能量，也可能四處搜尋可以參合的對象。最常見的是廟宇的乩童，通常會被雀屏中選的乩童，都具有敏感的靈動體質，也就是在能量特質上與某神明較為相契，所以一旦被神明參合成功，以後關竅相通成了神明的白手套，隨時都可能被召喚起乩替天行道。

比較麻煩的是靈界的能量參合。若被靈體的能量入侵，輕者隨時被靈異現象干擾生活，重者為靈體控制身體出現一些狀況，甚至生命可能受到威脅。有位長輩個性外向積極、急公好義、古道熱腸，平日在公園與一些姊妹淘運動閒聊，偶爾還一起結伴旅遊，生活好不愜意。幾年前一位至交姊妹突然往生，這位長輩在哀傷之餘，仍然一腔熱血為好友辦理後事，不想在告別式之後，這位長輩居然開始出現失憶的症狀，而且人也變得安靜不太言語。經家人陪伴到大醫院檢查，卻找不出任何引起失憶的病因，但失憶癡呆的情況愈來愈明顯，後來醫生才勉強宣布，說是病人腦部前額葉的細胞受損，所以引起類似老年癡呆的病狀。如今長輩病症慢慢加重，人也逐步走向老化凋零。到底是原來就有潛在病因，遇該事件而被引發？還是在那段時間恰好被陰靈能量參合？到目前仍然是個無解的謎題，看來也只有更高層的先天能量才可能探知。

● 禪宗公案點化禪門弟子

通常修禪的人把尋求禪機的過程稱為「參禪」或「禪參」。有一說「禪」通「蟬」字，冬眠的蟬蛹內，通常都有一股能量上下來回振盪，好像在跟天地溝通，期望探知什麼消息，這個狀況也稱為「參」。所以蟄伏的蟬蛹經由「蟬參」參透天地先機，當春雷乍響時就奮力破蛹而出，開始一個嶄新的生命，在曆法節氣上就叫作「驚蟄」。

由於佛教禪宗揭櫫「直指人心、見性成佛」的教義，所以禪修者每每利用靜坐、冥思，或乾脆從生活中期盼最根本的那顆心，能直接感悟天地間各種可能的禪機。「禪參」的禪修者彷彿也有心電能量釋出，來回振盪，四處感知，一朝參得禪機，頓時幡然了悟，明心見性，就地成佛。

說起禪宗的出現，乃是鑑於佛教過多的修行法門，成千上萬的佛典經冊，在不少修行者心中築起一道高高的文字障礙牆，讓「法」掩蔽了「道」。因此，「不立文字、教外別傳」的禪門師父，並不用佛經文字點化弟子，一般都是從生活中的言談對話，與舉止應對中就地取材，希望能點通弟子根本的心竅。

歷代以來，不少禪門的言談舉止，被收編成冊為有名的「禪宗公案」。這些公案的內容有的平淡、有的突兀、有的隨口說出、有的深富哲理，一切就是要從各種角度刺激心竅，讓弟子在心念未起之前，參透禪機頓然領悟。雖然禪師使用「公案點化」的模式，不若練功師父「外氣點竅」的具體直接，不過倒是有更多的彈性可能與弟子契合。如果「外氣點竅」彼此能量無法契合，往往無轉寰餘地，除非弟子另尋明師，否則這輩子幾乎只能自己默默苦修。「公案點化」屬心電契合變化無窮，縱使契合機率不高，但總有一天「電」到你，正是「心之為用大矣哉」。

●宇宙闢竅陰陽黑白兩洞

心念、意念的參動千變萬化，同時也是無遠弗屆。現代物理最重要的〈相對論〉，提到宇宙雖有限但無邊無際，而且有質量的物質移動速度，絕對無法超過光速。所以很明顯的，以現行的科技，不可能駕駛太空船遊遍浩瀚宇宙。不過一些練功有成的人，早已上窮碧落下黃泉，經歷佛經描述的各式各樣世界。只要他們心念所及，從靈臺發出能量神遊太虛，不受物理理論的時空限制。

現在一些理論物理學家致力在找「時光隧道」，希望完成「回到未來」的夢想。根據〈相對論〉的描述，時空是彎曲的，所以很可能像二度空間的球體表面一樣，可以找到兩個點，不必沿著球面曲線，直接穿越球體，就能輕易到達遠在數萬光年，甚至更遠的世界。同時也因為抄「捷徑」，會比「光」走得快，將可以在時間軸上的過去、未來任意移動，達到時空旅行的目標。以地球上的國際旅遊做比喻，從臺北要到美國紐約，目前最快的方式當然是坐飛機從天空直飛，不過若將來的科技能在地球內打洞，興建一條隧道直接穿過地心從臺北到紐約，根據「兩點間最短的距離是直線」的數學理論，如果旅行的載具速度相同，顯然穿越地心所需花費的時間要比沿地面飛行快得多。

按現有的理論推斷，如果能夠在虛空中的「黑洞」、「白洞」間，打造稱為「蟲穴洞」的時空縫隙，貫穿黑白兩洞，就是一條時光通道。這聽起來像陰陽「關竅對參」一樣，「黑洞」、「白洞」如同宇宙體內的兩個關竅，「黑洞」可以吸入宇宙萬物，甚至連「光」也逃不出來，黑黑暗暗，故稱為「黑洞」，理論上應該是屬陰的關竅；「白洞」則是吐盡一切東西，包括「光」在內，所以明明白白，叫做「白洞」，依理是屬陽的關

時光隧道示意圖

在宇宙空間中，黑洞和白洞就像是人體內的關竅，如果能夠建構一條時空通道連通兩洞，那麼從黑洞進、白洞出，就是一條名副其實的時光隧道。如同在地底下築巢的蟲蟲一樣，通常都會在地底挖掘穴道，以連結地面進出的孔洞。所以穿越時空的通道又名「蟲穴洞(wormhole)」。

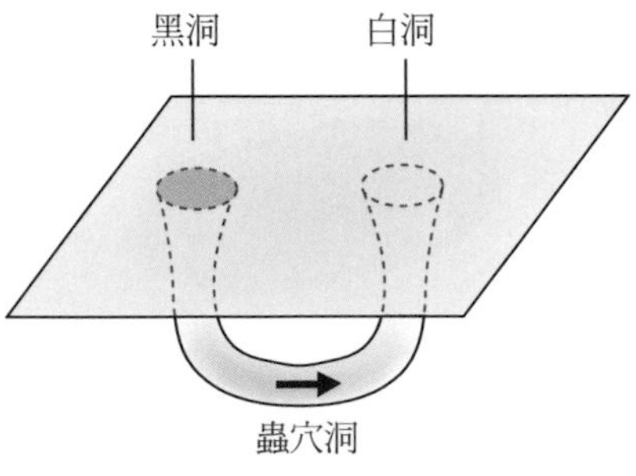

竅。這一黑一白、一陰一陽的關竅，只要能陰陽參合，通關行氣，如同人體內的關竅連線一樣，所有的物質、能量陰入陽出，就可以在兩竅（洞）間暢行無阻的流通。

多年來一直有人提倡與細胞對話的「意念療法」，用意念將氣輸送到生病的細胞處，一旦細胞接受氣的能量，就有機會回復健康。似乎這也是能量參合的概念。看來小至身體的細胞，大到宇宙的黑白洞，都像關竅一樣，需要通關開竅才能發揮正向的功用。

註釋

❶ 請參看本書第八〇頁，第九篇〈調心：意守、存思、觀照〉。

❷ 請參看本書第一八二頁，第十七篇〈苦修妙傳〉。

《第十七篇》

苦修妙傳

「道在苦修妙在傳，須經明師點玄關」，練功修行除了自己不畏辛苦的修練，更重要的是，能得明師指點，打開關竅，如此才能讓修練的境界從後天進入先天。換句話說，練功只有兩條途徑，有幸能遇明師通關開竅，功夫直接「妙傳」上身，總是指日可待，否則只有終日乾乾，自己「苦修」一途。苦修與妙傳為何有此天地之別？就是本文要探討的問題。

前面提過，人體先天具備有自我修復、再生等強大功能。現代醫學也研究出幹細胞、臍帶血，確實有修補、再生人體各種器官組織的功能。從基因的研究也發現，人是有可能長生不死的，至少應該可以有一百二十歲左右的壽命。佛家一直就認為人本身具足佛性，只要「放下屠刀」，即可能「立地成佛」；道家修行者更有「我命不由天」的說法。只是從呱呱落地以後，人體逐漸以後天的感官知覺來維持生命，因此一直存在於體內的先天功能，就漸漸失去舞臺而不再運作。

●人體先、後天功能相當於電腦前、後臺軟體

以電腦的工作原理做比喻，人有形的肉體就像是電腦的硬體設備，如果將先天的功能當作執行於前臺的軟體（foreground task），那麼後天的機能就等於是在背景執行的後臺軟體（background task），請參看「人體與電腦系統運作對照圖」會更容易瞭解。

人體與電腦系統運作對照圖

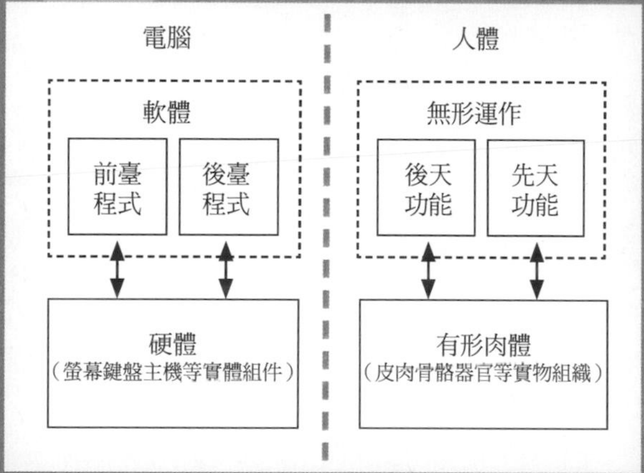

人體的組成結構與功能運作，相當繁雜難解，用目前大家熟悉的電腦系統來做概括式的比擬，應該有助於理解人體先、後天功能，如何在同一副肉體並存運作的狀況。

而不論是前臺或後臺的軟體，運作時都要仰賴唯一的硬體來實現功能，因此，當後臺有很多軟體在執行時，雖然表面上看不見，但實際上卻占用硬體設備許多的資源，這時前臺軟體只獲得少許資源執行程式，所以使用者會覺得電腦怎麼出現緩慢、呆板或停格的現象，懷疑電腦是否出了問題。有些病毒軟體就是利用這種特性，隱藏成後臺軟體，竊占硬體的資源能力，並拖垮正在前

臺工作的軟體。

在人方面也有類似的狀況。從出生之後，肉體主要的任務，就是執行如呼吸、消化、循環和排泄等後天的機能，先天原有的作用幾乎被擱置，而且更糟的是，後天運作產生的廢棄物，有些未能即時排出體外，長期下來累積在身體內部，不只造成身體的疾病，同時也損壞了部分要運行先天功能的零組件，像氣脈阻塞、關竅不通等。

談到這裡，練功的目標已經很清楚：一來需要清除氣脈、關竅等可能遭遇的障礙；二來要想辦法減少或暫停後天機能的運作，騰出硬體的肉身平臺，讓肉體的相關設備有空檔運行先天功能。有些功力深厚的修行者，在禪定入某一種境界時，身體內後天功能的步調會跟著緩慢下來，所以體內的先天氣機有可能自然發動，正是這個道理。

放緩或暫停後天的機能作用，通常是個人調身、調心的功夫。至於通脈開竅的事，如果僅靠自己這副可能使用多年、甚至已經出現狀況的肉體，要來自我修復、自我回復先天可以運作的環境，顯然本身就是很大的障礙，所以必須苦修多年，或是可能一輩子都修不成正果。那麼為何有了師父的指點，就能得到妙傳而直接飛龍在天呢？要探討這個問題，得先回頭檢視跟人體行氣通脈有關的氣路系統。

● 人體內兩套氣路系統

綜合《黃帝內經》的記載，人體內大致可區分出兩套氣路系統，一套是以十二正經及其絡、孫等分支細脈，加上奇經八脈所構成的氣路系統，本文將這稱為「經絡網路」。這套氣路主要流通的是運行於五臟六腑等器官組織具五行特質的五藏氣。

另一套系統由頭、胸、腹和腳踵四處氣街所構成，從上到下的垂直行氣徑道，可叫做「氣街徑路」，詳述於本書第八篇〈調息：腹式呼吸〉中。氣街，除了腳踵氣街之外，其他三處氣街就是練功修行調息、調氣的丹田。流經此處的氣能，沒有五行屬性的不同，最多是水火的特質差異。氣路雖是兩套，但是在人體內流通維持生命運作的就是一組氣能，可見兩套氣路系統是連通且相互支援的，像高架道路與平面道路的關係，彼此有替代互補的功能。根據《黃帝內經・靈樞・動輸第六十二》描述：

衝脈者，十二經之海也，與少陰之大絡，起於腎下，出於氣街。

基本上，奇經八脈的衝脈與幾條正經絡脈就是兩者間的橋梁，請參見本書第八篇〈調息：腹式呼吸〉，該篇提到平常氣能透過經絡網路在人體表層的皮膚、肌肉和裡層骨架、器官、組織等地方，日夜不停且「如環無端」的運行流轉，如同軍隊的營、衛兵一般保護著身體，所謂「營在脈中，衛在脈外」。在本書第十二篇〈氣的家族〉，有更詳細的說明可以參考。如果有邪氣入侵體內，造成經絡網路的阻塞，此時氣就會改道走氣街徑路，以維持日以繼夜、周而復始的循環。「絡絕則徑通」，這是在《黃帝內經》中歧伯回應黃帝問題所提出的答案。

原本氣能在丹田、氣街徑路流通時，並無五行屬性的區別，只是流入經絡網路後，對應不同臟腑，才開始有金、水、木、火、土的藏氣特性。就像江、河、湖、海的關係一樣，不管是鹹水、淡水、黃河、紅海，地球上原本只有一種水，在連通的水域內貯藏或流動著。在天空時，雲系一體都是相同的水氣，只當化成雨水落到地面後，從內陸的江、河流入湖泊，大多是淡水，匯聚到海洋後變成鹹水。在清澈可映天色的河川，流動的是藍色青水，經過泥沙淤積的河床則變成黃色的河，到了金屬汙染的汪洋又成了紅色的海。

從醫學的立場，主要是協助病患保持五臟六腑等身體部位機能正常，因此會從具五行差別的氣路系統（即經絡網路）下手，施以「砭、針、灸、藥」的手段，以調和陰陽五行恢復病人的健康。至於練功修行，講求的是能量的增強、轉化，所以通常是不涉五行，跳過十二正經脈的經絡網路，直接從丹田氣街徑路調息養氣，以整筆進帳的方式提升總體氣的能量。

●氣路系統的四種面相

細看所附之「四個層次的人體氣路系統圖」，就像拿顯微鏡先從三維立體結構的人體開始觀察，然後漸次放大倍數，由繁而簡的深入探索四階段的氣路系統構圖，正好可以分成體、面、線、點四個層次，從巨、細、微、妙四種面相的觀點，來了解人體氣路系統的結構與功能：

一、體——巨觀氣路系統

這是一般醫學常識認知的人體，從皮相的頭、軀體、四肢、五官，到體內的器官、組織、骨架等。從生理系統來看，就是立體三維空間的標準人體結構。身體的各個部位愈詳細的呈現，愈有利於醫療的看病診治。

但這一層次的氣路，大致上是「氣血相從」的混雜系統，血流到哪裡，氣就跟到哪裡。哪裡有問題，就是哪裡氣血不通，也因此頭痛醫頭、腳痛醫腳，是現代醫學認定最實證的把握。可是從氣路的構成來看，這些表象的行氣路線，毫無條理，沒有分類，稱不上是系統，只是巨相觀察下的氣能分布。原則上，練功理氣必須正本清源、全盤掌控，才容易見到效果，否則血氣遍布全身，每個地方都要調整，疲於奔命，再怎麼苦修也難有好的成果。基本上在這層次無法有效理氣通脈，所要照顧的身體也過於細枝末節，這是醫學專用領域，練功修行通常不從這一層下手。

二、面——細觀氣路系統

這一層次就是前段所提「經絡網路」的氣路系統。原來立體實物的三維人體，被系統化為十二組左右對稱、區別陰陽、類分五行的經絡網路，當中還有八組奇經串場連結，做為匯聚調節的用途。實體的器官組織對應到十二組氣路，化成流動的五藏氣，以能量波的型態來表現。

感覺上好像將人體數位化成一條條的經絡，然後用這些線條當元素連接成一面大網，再按人體的外觀，全身環繞包覆成只有表相的人體模型。情況很像科學家定義東、西經線和南、北緯線，將地球表面用一圈圈的圓來定位一樣。

在氣路上就是二維空間的人體外觀，不規則柱狀曲面的系統。這個層次原則上是以整體的角度，將身體視為一套系統，對於個別器官組織的著墨自然不多，應用在醫學上雖然有些概括籠統，但還算是可以使用的有效依據。由於氣與脈都有細分五行、講究陰陽，所以本層次的氣路，在練功修行上已能派上用場。

三、線——微觀氣路系統

這個系統也是前段提到的另一套氣路：「氣街徑路」。鏡頭拉近到這一層次，畫面呈現已無人體的形像，只有四個從上到下垂直排列的氣能儲存氣街，其間有幾條氣脈將四個區域串聯起來，像四點連線的一維空間線狀氣能系統。

此階段顯然已經超越陰陽五行，直接探究氣能的增強轉化，開始接近後、先天境域的分界線。從此一面相所界定的人體，已不談身體的器官組織，所以也脫離醫學所能應用的範圍。倒是練功修行基本上就從這裡用功夫，上方三處氣街主要用來做氣能轉化的丹田，腳跟最底部的氣街除了讓能量延伸到下肢，同時也是汲取地氣的氣場。不論是基礎的調息、調氣，還是進階的「煉精化氣，煉氣化神，煉神還虛」，進入這個層次就是正式的修練。

四、點——妙觀氣路系統

鏡頭到此看到的只有一點一點的關竅，無關實體的人身，也沒有五行生剋制化的調

四個層次的人體氣路系統圖

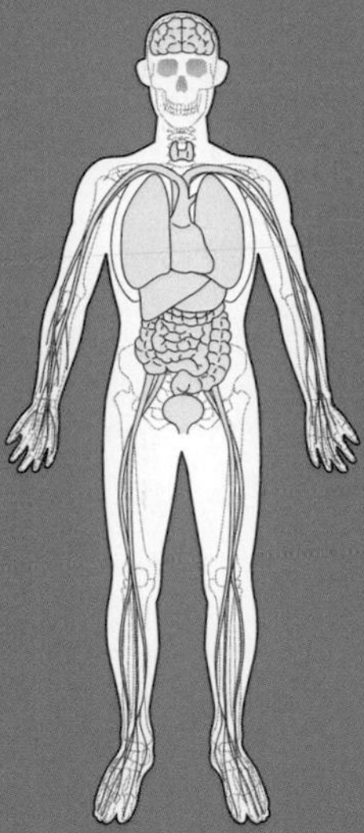

第一層：
體 — 巨觀氣路系統

這是一般醫學常識認知的人體，就實體構造而言，是立體三維空間的標準人體結構。

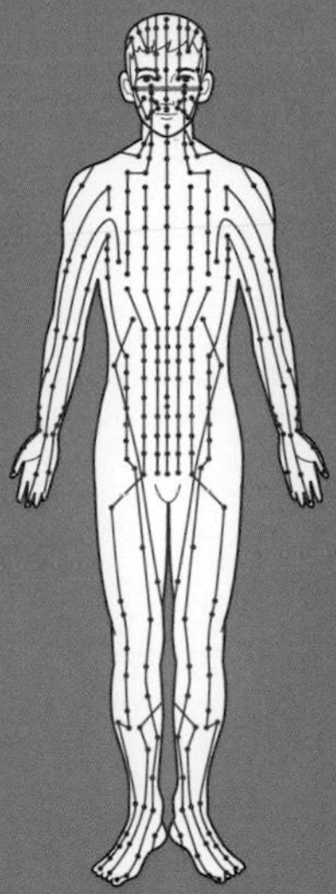

第二層：
面 — 細觀氣路系統

這是中醫與練功所依據的「經絡網路」行氣系統。感覺上好像將人體數位化成一條條的經絡，然後用這些線條沿人體外觀包覆成以面為主的二維空間人體模型。

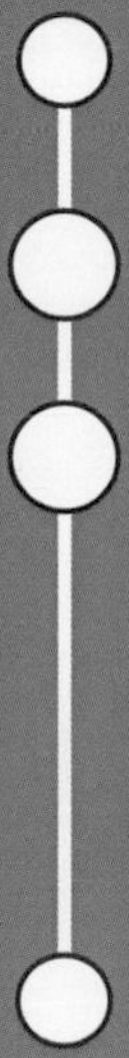

第三層：
線 — 微觀氣路系統

這也是練功者專用的另一套行氣系統：「氣街徑路」。又稱「丹田」行氣系統。到此層次以降，畫面所呈現的已無人體形像，可以說是由四點連線的一維空間線狀氣能系統。

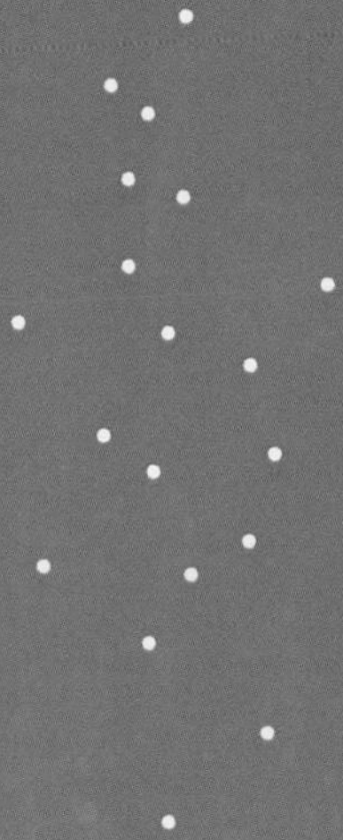

第四層：
點 — 妙觀氣路系統

鏡頭到此看到的只有一點一點的關竅，實體的人身已然虛化，不再存在。這是零維空間點狀氣能系統。

氣理論，每一個關竅都是太極點，也是氣路系統的基準點。只要開啟關竅，利用關竅互參，就能進一步打通氣脈，讓氣能逐步流通起來，在本書第十六篇〈能量參合〉中有詳細介紹。從此系統觀點，幾乎可以說，關竅就是後天通向先天的捷徑，因此「點通關竅」也就成了打開先天門戶的鑰匙。

老子開宗明義在《道德經‧觀妙章第一》就說：「故常無，欲以觀其妙。」從無到有、無中生有就是「妙」。行氣從後天進入先天，是從「有」回歸「空無」，再重生「真有」的境界，所以從此路進入，可以說是妙觀的氣路系統。

●「實體組織」對應「氣能運行」的人體系統

從上面的分析可以發現，用愈繁複的結構來定義人體實體組織，相對應的氣路系統也會愈龐大而無章法；相反的，愈入微去觀察氣路面相，人的實體似乎也跟著氣化，逐漸消失於無形。可以說這是兩種不同系統的人體對待觀點，一種是「實體組織」，一種是「氣能運行」的人體系統。

從醫學立場，希望掌握人體結構愈細微，愈能醫治各種疑難雜症，所以第一層次以「體」為本的巨觀氣路系統，即是現代醫學的立論模型。而中醫定位在以「面」為要的第二層次細觀氣路系統，看來比較能兼顧「實體」與「氣能」兩造系統的理論，不過是否因為採行中庸之道，反而兩方都不夠精通，因而無法成為現代醫學的主流？這個問題一直以來就是醫界的老生常談，並不是本書要論述的範圍。

●打通關竅是開啟先天之門的鑰匙

練功修行要能化繁為簡，才有助於減緩後天的功能運作，所以修練通常按第三層「線」的微觀氣路來調息理氣。不過，有時會遇到實體肉身「骨不正、筋未鬆」的狀況，或者有更大的毛病，就必須將觀察的顯微鏡回旋到系統第二層，從「面」的位階，才能針對實體的問題所在進行調理。一般健康養生也經常從這個層次的經絡網路著手，對於功夫未深的修練者，才不會因而臨過於抽象的系統，而無從掌握修練原則。

前面提到，第四層氣路裡的關竅是通往先天的門戶，又說第三層的丹田系統已經接近後、先天的邊境，這兩者並不相違悖。從第三層的丹田用功，若能化氣、化神已是先天的功夫，但其間至少有背部三個關竅（後三關）需要打通，顯然這已經進入第四層的系統。所以想想，要從第一層次實實在在的一團肉體沿路修練，深入到只剩幾個太極點（關竅）幾近空無的第四層次，光用「苦修」二字，恐怕還不足以形容箇中艱辛的滋味。

所以說「須經明師點玄關」，打通關竅就是開啟先天之門的鑰匙，個人數十年寒暑練功，往往不及明師一指點開玄關，這就是「妙傳」與「苦修」的天壤之別。禪宗修行，窮其一生也在尋求「頓悟」的禪機，頓悟相當於開竅，能得點化就像得到妙傳，可以立即了悟，見性成佛，否則也只能「漸修」了。

●千金易得，明師難求

雖然已經明白有了師父的妙傳，能夠頓然魚躍龍門，但「千金易得，明師難求」，除了具有真功夫的老師不是滿街跑以外，就算找到明師，能否與老師能量契合，才是更嚴肅的核心問題，在本書第十六篇〈能量參合〉一文，針對此點也特別提出討論。對路人甲是明師，對路人乙可能是永遠也無法妙傳的師父。

看病有所謂的「醫生緣」，學功夫更需要有各種緣法的造就。從累世因果到今生血緣基因，似乎都會影響師徒的能量契合。累世業因，今生大概也已無力修正，顯然只能默默承受；至於基因血緣的關聯，往往母親練功得道，兒子練成功的機率也高。家族成員、血緣親戚在能量特性上，似乎有某種程度的類同，所以只要家族有人被師父點開關竅，其他成員再來求藝，就有很高機率能得同一師父的妙傳。

另外還有一條線索，從生辰八字或許也能看出師徒之間的能量契合程度。以紫微斗數命盤來看，如師父出生年天同星化祿，徒弟命宮正坐天同星者，緣分最佳。萬一在本命盤無緣得到師父祿星化合，能在十年大運走入師父化祿星的宮位，也可能有十年緣分能得師父指點。附上的命盤案例，提供給有興趣者參考。

有人說「久旱逢甘霖，他鄉遇故知，洞房花燭夜，金榜題名時」是人生可貴的喜事，那麼「知音琴鼓共鳴，上下知遇同心，男女情意相投，師徒能量契合」不也是生命中難得的悸動？

命盤案例

官祿宮 太陰	僕役宮 貪狼	遷移宮 天同 巨門	疾厄宮 武曲 天相
田宅宮 廉貞 天府			財帛宮 太陽 天梁
福德宮			子女宮 七殺
父母宮 破軍	命宮	兄弟宮 紫微	夫妻宮 天機

命盤一

練功者拜師學藝前，可以將師父的出生年輸入自己的命盤，事先瞭解雙方的契合度是否良好？以此命盤為例，遇到民國出生年分個位數是5的師父，如民國5年、15年、25年等，可得師父本命的天同祿，從遷移宮照入命宮，表示這位師父與自己的能量契合度不錯。當然，出生年分個位數是0的師父，命帶巨門化祿，同樣也是此命主練功的理想師父。

官祿宮 廉貞 貪狼	僕役宮 巨門	遷移宮 天相	疾厄宮 天同 天梁
田宅宮 太陰			財帛宮 武曲 七殺
福德宮 天府			子女宮 太陽
父母宮	命宮 紫微 破軍	兄弟宮 天機	夫妻宮

命盤二

此例的練功人命坐紫微、破軍雙星，若也是找出生年分個位數是5或0的師父，可能就沒有前面那位幸運，因為師父天同或巨門祿星不在此盤的本命三方四正，所以要得到師父能量妙傳機率較低。不過也非全然無緣，只要配合時間因素，在進入天同（或巨門）宮位的十年大運或流年，仍有機會藉師父妙指點通關竅。

《第十八篇》

逆練成仙

學工程的人應該都知道所謂「逆向工程」。一項產品經過一、二、三、四、五的步驟生產組裝完成，同樣工程若以相反的步驟將產品折解還原成最初的零組件狀態，就叫做「逆向工程」。人從胎兒一路成長變老，從生到死，如果修行練功是一種生命逆向工程，是否就能讓人起死回生，返老還童，逆練成仙？

記得在大學一年級上物理課時，那位年紀未滿三十就已取得美國博士學位的天才年輕教授，曾經在課堂上點出，許多重要的物理理論或定理，往往用很簡單的數學公式就能表達。而那些必須用高深的數學，如高等微積分外加向量、三角函數等組合才能表達的學說，大都已經是細微末節的引申、應用，或是尚未歸納出完整論述的觀念或假說。

宇宙間運行的法則及很多自然界普遍存在的規律，也是經常用很簡單的形式呈現；而且愈是放諸四海皆準、橫亙古今總不易的道理，愈是以簡潔明白的模式或因子，支配著自然宇宙的運行和存續。

眾所周知愛因斯坦的〈相對論〉，一開始就是從國中數學「勾股定理」（以前叫「畢氏定理」）出發，毫不深奧就導出物體的重量、長度，甚至經過的時間，都會隨著物體與觀察者之間的相對移動速度而有所變化，不是自古以來人類一直認定跟速度毫無牽連的絕對物理特性。而進一步演繹出來的質量能量互換定律$E=MC^2$，也僅僅將質量乘以光速的平方，就變成所能轉換的能量值。

由於光的速度非常快，即使很輕的質量，經兩次的光速相乘，結果也是一個很大的天文數字。原子彈和核能發電會產生巨大能量，正是從這個公式換算得來的。此外，天體星球間的運動看似神奇，其實不過是衛星與行星、行星與恆星之間，因萬有引力的作用，使質量輕的小星球依循簡單明白的橢圓軌道，環繞質量重的大星球在運轉而已。

●天地萬物具簡易本質

原來宇宙本體存在單純的物理性質，所以用簡明的數學公式就足以闡釋明白。《說卦傳》根據《易經》簡易、變易、不易的根本原則，先以先天八個卦象描繪地球的生成，再進一步用後天八卦，類比天、地、人、事、物等一切。區區八個卦象，就能用來比喻天地萬物，顯然宇宙確實存在簡易的本質。檢視存在自然界比較複雜的事物，就可發現它們的根本，不過是幾個簡單的元素。像動植物繁衍傳承的密碼，只用簡單的四個鹼基，藏在構成細胞的DNA裡，就可以按照這些密碼，製造無數各具特點的不同生物。

而讓天地披上絢麗外衣，使人生不會單調的色彩，有著上萬種的顏色組合，其實也是紅、綠、藍或紅、黃、藍三種原色的組合而已。還有現代人生活離不開的電腦、筆電、手機、網路……等日常用品，探究到最底層就是一堆開關的機制。一般這類電子產品，都藉由控制數萬到數百萬個電子開關的組合，就能實現生活所需的各種功能。

●練功：心態宜樸，功法宜簡

武俠小說《射鵰英雄傳》中，男女主角同拜在丐幫幫主洪七公門下，但因兩人資質迥異，洪幫主只能把以招式變化見長的「打狗棒法」傳予靈巧聰慧的女主角黃蓉，而男主角郭靖天生憨厚駑鈍，光要記憶一百零八路招式就已一個頭兩個大，更不用說還須將棒法要訣融會貫通，老幫主只好教他直來直往的「降龍十八掌」。「降龍十八掌」雖說招式簡單，但掌法威力卻會隨著習練者的內力火候而不斷增強，到後來千變萬化的「打狗棒法」反而不及單純渾厚的「降龍掌法」。

同樣出拳踢腿的人體系統，「打狗棒法」靠的是快速變化的工作機制，人體自然會消耗部分內力在這個機制上，而且招式施展愈快，相對所耗內力也會愈高，所以真正運到拳腳的勁力已被打了折扣。相較之下，「降龍十八掌」簡單提氣發掌的運作原理，內力使用效率很高，系統能量幾乎百分之百可隨掌力發出，顯然符合宇宙本質的簡易法則，可讓能量更直接有效率的發揮在系統運作上。所以，反映在練功修行上，修練者不僅心態應順應天地簡易的本質，保持質樸，在功法上也以簡單為宜，太繁瑣的招式要訣反成累贅，不如一鬆到底，功力自然浮現。

●順生萬物，逆練成仙

老子《道德經・沖和章第四十二》說：

道生一，一生二，二生三，三生萬物。

明白指出天地萬物產生的步驟，就群體而言是由少到多，以個體來說是由簡而繁。有人說上帝是照自己的形像創造人類，看來天地也是循自體的本質化育萬物，這個過程啟發了道家修行者「順生萬物，逆練成仙」的想法。既然由單數到複數的過程，是萬物得以生長的路線，若沿原路倒走回去，豈不就是起死回生、返老還童的功夫？再跨一步還可脫離輪迴、名列仙班，踏進先天的領域。這是練功修行者的逆向工程思維。

人自出生後，經歲月境遇的洗禮，或多或少都已受到不少汙染和扭曲，練功修行只要能去除這層後天的皮相，回歸宇宙本質，恢復自體本性，就能見性成佛，修練為仙。

有了正確的方向，還要進一步了解每個過程中的實質變化，才能按這些變化找出有效對應的功法，以達成修練的目標。宋代理學始祖周敦頤所著《太極圖說》，恰好從陰陽五行觀點來表達天地由無到有、生化萬物的流程。這篇文章其實是依據一張「先天太極圖」所做的文字解說。來看一段《太極圖說》內容：

> 無極而太極，太極動而生陽，動極而靜，靜而生陰，靜極復動，一動一靜互為其根，分陰分陽兩儀立焉。陽變陰合而生水火木金土，五氣順布四時行焉。五行一陰陽也，陰陽一太極也，太極本無極也，五行之生也，各一其性。無極之真，二五之精，妙合而凝，乾道成男，坤道成女，二氣交感，化生萬物，萬物生生而變化無窮焉。

這段說明雖然不長，不過理路順來逆往，一時要釐清雖不太容易，但可以歸納出從無極、太極、陰陽、五行至萬物的演化過程。顯然不論是老子的理論，還是宋代理學的見解，萬物化生，從一到多、由簡而繁是公認的漸進法則。

順向先天太極圖

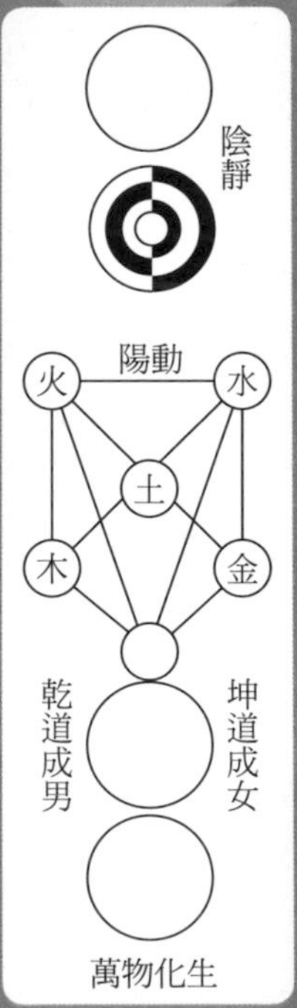

按《太極圖說》的說明，由上而下：

❶ 第一層的圈圈表示無極。

❷ 然後動而生陽，靜而生陰，由無極變成第二層的太極。此圖又稱為水火匡廓圖。

❸ 接著陰變陽合而生金水木火土之五行氣，就是第三層所謂的三五至精圖。

❹ 再來二五之精妙合而凝，乾道成男，坤道成女，是第四層的圈圈。

❺ 最後二氣交感化生萬物，萬物生生而變化無窮，就由第五層的圈圈來表示。

按前面所提起的逆向工程構想，多位古代道家修行者就在這個路線圖上，擬定反向步驟以為修練的依據，在「逆向修仙無極圖」中可以看出相關過程。

本文也試著從人體氣脈網路來找出對應的練功模式。在本書第十七篇〈苦修妙傳〉裡，曾經介紹從簡單到繁複，點、線、面、體四種不同層次的人體行氣系統，大體上也是對應太極、陰陽、五行、萬物的行氣面相。這裡「萬物」指的是人的身體。這是後天人體的行氣層面。如果將先天的無極層次也併入，就完全與「先天太極圖」的觀念吻合，變成無極、太極、陰陽、五行、萬物的全體面相。這可從「人體四層行氣系統圖」中更清楚看見。

綜合來看，醫療治病通常會從第一、二層次行氣系統著手，西醫使用第一層次，中醫偏愛第二層次，正是「人體（萬物）」一已經化生完成的階段。練功修行一般會選用第二層次以後的系統，如養生功法在二、三層理氣；命功修練靠第三、四層；修性

逆向修仙無極圖

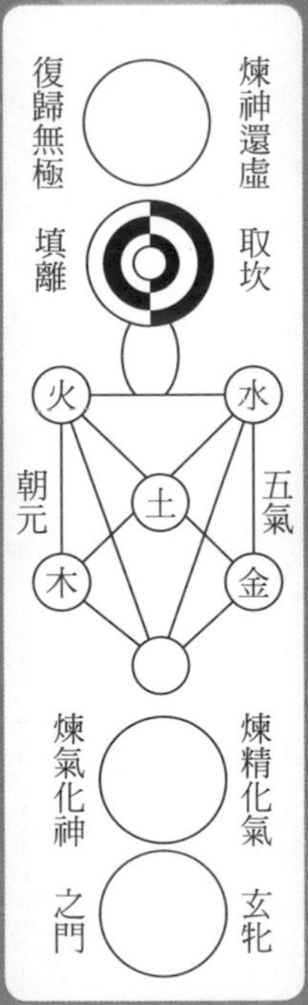

此為修仙前輩陳摶的逆向無極圖，由下而上：

1. 第一層「玄牝之門」為虛無之谷、天地之根。
2. 第二層「煉精化氣、煉氣化神」是內丹修練的前兩階段。
3. 第三層「五氣朝元」乃指通過修練將耗散之五藏氣重聚胎元。
4. 第四層「取坎填離」是讓後天的水火之位回復先天的乾坤之位。
5. 最上層「煉神還虛、復歸無極」回歸宇宙本來的混沌虛無。

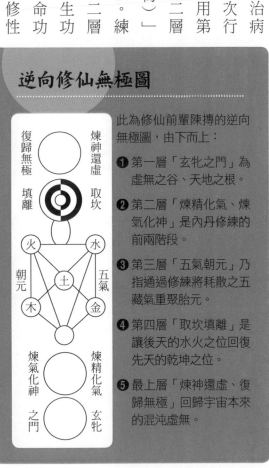

功則要跨越先、後天界線，在四、五層間用功夫。

如果修練功夫也選在立體三維空間的第一層系統來進行，恐怕曠日廢時，永遠趕不上人體衰敗的速度，終將無法修得正果。按照「逆練成仙」的理論，直接打通關竅從第四層行氣系統修練，就可逆向回歸到最接近先天領域的「太極」階段，離先天國度只差一步之遙，明顯是練功修仙道的捷徑。只是通關開竅需有適當機緣，不是想修就能修的功法，所以通常只能退求其次，由第三層行氣系統練功，這是「先天太極圖」裡從「無極」到化生「萬物」中途的「陰陽」階段，也是一般從丹田著手的練功方式。丹田理氣大略只分水火陰陽，沒有五行屬性的區別。

人體四層行氣系統圖

	先天領域《	》後天領域			
層次➜	五	四	三	二	一
空間➜	無	零維（點）	一維（線）	二維（面）	三維（體）
行氣系統➜	空無	關竅點	丹田氣街	經絡網路	人體組織
易象➜	無極	太極	陰陽	三才	四象
數列➜	0	1	2	3	4

功用➜	修性	修命	養生	醫療
功夫➜	修真、禪	內、氣功	樁、功架	武術

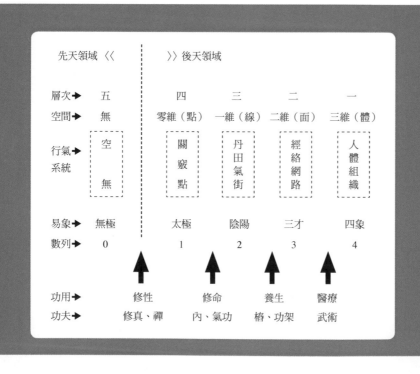

數學上「0」是「無極」，「1」是「太極」

許多人從小唸書時，最不想碰觸的學科都是數學，其實西方科學之所以領先東方國家，這跟他們很早就知道善用數學有很大關係。像前面有關「萬物化生」的說理，用文字敘述似乎很難簡潔有力的剖析其中道理，如果換成數學語言，就顯得比較簡單明白。《道德經・觀妙章第一》開宗明義就說：

故常無，欲以觀其妙，常有，欲以觀其徼，此兩者同出而異名，同謂之玄……

「無」中生有妙不可言，化作數學是0到1的變化。而「有」了之後，又經「徼」的裂變繁衍，從數學來看就形成0、1、2、3……N的數列，正好也是前面〈沖和章〉「道生一，……三生萬物」的法則。在數學上「1」是最小，也是第一個自然數，可以將之定為後天的起點，則從「1」以後發展出來的所有自然數（從1到N）都是屬於後天的範圍，而「1」往前的「0」，不屬於自然數，所以脫離自然數的後天世界，來到了先天的領域。

根據這樣的定義，《太極圖說》歸納出的演化法則，為無極（0）、太極（1）、陰陽（2）、五行（5）、萬物（N），也都包含在這個數列中，如圖「萬物化生數列說明」所示。所以，定為後天起點的「1」就是「太極」點，是「胎元」、「元炁」，是前面敘述的「簡易」的宇宙本質，也是逆練成仙要回歸的原點。

因此《道德經・得一章第三十九》說：

天得一以清，地得一以寧，神得一以靈，谷得一以盈，萬物得一以生，侯王得一以為天下貞。

道家修練講究「抱一守中」，佛門禪宗「外離相，內不亂」的禪定境界，也都要守定在「1」這個點上。相對地，「0」是「無極」，是道家的「無」，佛家的「空」，所謂「煉神還虛」的境界。

佛教禪宗六祖惠能以「菩提本無樹，明鏡亦非臺，本來無一物，何處惹塵埃」，勝過神秀和尚的「心如菩提樹，心似明鏡臺，時時勤拂拭，不使惹塵埃」，而取得五祖的衣缽傳承。如果套用前段數列的說法，可以發現這是「0」與「1」的競爭。神秀在詩中表示，由於「時時勤拂拭」，把所有後天的蒙蔽干擾都已滌除，可是也正因時時關「心」，使「心」始終執著於後天領域，顯然這樣的修行境界頂多只回歸到後天的起始位置，即數列中的「1」。不過按理說，「1」已是自然數中最小的，應該勝券在握，不可能有競爭對手，只是沒想到六祖惠能硬是開闢另一戰場，進入「無極」先天領域，以「0」更勝一籌。因為六祖「無樹無鏡」，早已悟道進入「煉神還虛」的先天修為。

「萬物化生」數列說明

先天領域 ← | → 後天領域

0	1	2	3	4	5	……	N
無極	太極	陰陽	三才	四象	五行		萬物（人體）

陽光、神光、祖師爺靈光

話說天地宇宙不只在本質上具簡易特色，連滋養萬物的能量也是簡單明白。之前美國太空總署在網站上公布太陽黑子活動的照片，一些業餘天文愛好者發現照片中有些黑點頗不尋常，看起來不像是一般由太陽所產生的表面黑子。據這些業餘專家推測，這些不尋常的黑點，可能是高文明的外星人太空艦隊，直接在太空攫取太陽的能量。

做為整個太陽星系的主人，太陽就是以它的光來滋養星系內的萬物。就算地球是太陽系內唯一有生物存在的星球，單在地球上的物種，都已超過數十萬種。不過就是這個光，也僅是這個光，就足以讓全地球的動植物存續發展。在南美洲的雨林中，所有樹木無不爭相出頭，以期能汲取到最充足的陽光。倒是人類近幾年才開始重視太陽能的運用，雖然有點後知後覺，總算走向正確的道路。

其實不只是太陽用光在化育子民，所謂佛光普照，一般佛、菩薩等神明畫像總有一輪光圈伴於腦後，聖經內更有不少關於神光的描述。甚至連天使在西洋電影裡，也常做頭頂光環的造型，可見神不分東、西，都會以神光引渡信眾。此外，一般有師門傳承的練功修行者，除了經由師父指點功夫，歷代祖師爺們偶爾也會發出靈光加持。總之，不論是太陽之光，還是諸佛、菩薩、上帝、阿拉的神光，或者是各門各派祖師爺的靈光，都是具簡易空無本質的純真能量。

《第十九篇》
子午流注

「子午流注」說的是人體十二正經脈與天地十二基數的時間週期之間，不可思議的應合共振。本來人體小宇宙與天地大宇宙間，就有很多基調相同的規律，彼此遙相呼應、同步相隨。練功修行擅於利用這類天時的影響，除了印證天人合一的理論，還可收事半功倍的修練效果。

臺灣的電子、電腦工業相當有名，相關的產品生產量，占全世界第一名的就有十多項，所以投入這方面產業的人數也頗為可觀。不過，能有這樣的成就，不是憑空從天上掉下來的，除了核心經營團隊的努力，大部分的從業人員也經常都是夜以繼日、不眠不休的工作。相信不管是白領還是藍領，很多人都有加班熬夜工作的經驗，尤其是一些軟體程式的研發人員，愈到夜闌人靜愈是神志清明，靈感源源而出，撰寫程式欲罷不能。當然也有人正好相反，到了晚上總是昏昏沉沉，只能盡量在白天投注心力。像這類體質上的差異，用醫學上的說法是生理時鐘的不同。

●植物的花期是明顯的生理時鐘現象

其他動物方面，可能大部分人熟悉的是白天活動的牛、馬、羊、豬、虎、獅等，但也有很多像貓、豹、蝙蝠等夜行性動物，是在晚上才開始一天的生活。這些不同的生理規律，應該都是生物體本身為了維繫生命運作，而順應環境的自然調節。在自然界中可以觀察到的生理時鐘現象，要以植物開花的時間最為明顯。通常每年開一次花的植物，大都會順應天地四時的變化，固定在某些季節綻放，如：

正月——蘭花；三月——桃花；四月——石榴；五月——鳳凰花；
六月——荷花；八月——桂花；十月——菊花；臘月——梅花。

而且有些花還會習慣在一天中的某個時段展現笑靨。以牽牛花來說，大都在清晨四、五點綻放；太陽花多數開在正午時刻；夜來香、曇花則選擇夜晚八、九點左右含羞露臉。影響這些花的生理規則的因素，包括有養分、水、陽光，還有周遭環境的氣溫。特別是陽光晝夜長短不同的照射時間，往往決定了花開的週期。一般常說：「除非鐵樹開花，否則……」雖然在溫帶地區，傳說鐵樹要百年才會開花一次，可是若種在位處亞熱帶的臺灣，只要施肥得當，由於日照充足，通常三、五年內就可看到鐵樹開花的「奇景」。據說，最長的開花週期是日本苦竹，要等一百二十年才看得到花；撒哈拉沙漠的短命菊開花週期非常短暫，甚至從發芽、含苞待放到開花結果，必須在沙漠短短三、四星期的雨季，匆匆完成演出。

●二七天癸至，七七天癸竭

回到人類本身，日常生活裡最為大家所熟悉的生理時鐘，應該是女性每次排卵後造成的月經。按照《黃帝內經・素問・上古天真論第一》所說：

女子七歲，腎氣盛，齒更髮長。
二七，而天癸至，任脈通，太衝脈盛，月事以時下，故有子。
三七，腎氣平均，故真牙生而長極。
四七，筋骨堅，髮長極，身體盛壯。
五七，陽明脈衰，面始焦，髮始墮。
六七，三陽脈衰於上，面皆焦，髮始白。
七七，任脈虛，太衝脈衰少，天癸竭，地道不通，故形壞而無子也。

女性從二七（十四歲）開始就有月信來潮，一直到七七（四十九歲）停經，這是最基本的生理週期之一（當然這只是大略的說法，實際個人會因體質等不同，年齡會有數年的差異）。原則上這是基數為七的一種時間規律，是上帝創造萬物所花的日數，也是目前全球採行的七天為一星期的步調。順道一提，男性雖然沒有明顯的經期，但文中跟著提起男子方面的論述，說明了男性與生帶來的先天能量（天癸），也無可倖免有以八為單位的生理週期，同樣會步向天癸耗竭的年紀。幸運的是，男性要七八（五十六歲）才可能有更年期的困擾，理論上要比女性足足晚了七年之久。

丈夫八歲，腎氣實，髮長齒更。
二八，腎氣盛，天癸至，精氣溢寫，陰陽和，故能有子
三八，腎氣平均，筋骨勁強，故真牙生而長極。
四八，筋骨隆盛，肌肉滿壯。
五八，腎氣衰，髮墮齒槁。
六八，陽氣衰竭於上，面焦，髮鬢頒白。
七八，肝氣衰，筋不能動，天癸竭，精少，腎藏衰，形體皆極。
八八，則齒髮去。

● 人體小宇宙與天地大宇宙遙相呼應

由於萬物皆由天地孕育化生，所以生物體內的各種生理週期，大部分都可以從宇宙

間存在的某些自然現象，找到相對應的時間頻率，像前面說的季節性花期，就是普遍配合四季的變化，而進一步的開花時間也不脫日夜交替，地球自轉一圈二十四小時的循環。一直以來，道家的思想都認為人體是個小宇宙，而且與天地之間的大宇宙遙相呼應，存在某種關聯。淮南子〈精神訓〉寫道：

故頭之圓也象天，足之方也象地。天有四時、五行、九解、三百六十六日，人亦有四支、五藏、九竅、三百六十六節。天有風雨寒暑，人亦有取與喜怒。故膽為雲，肺為氣，肝為風，腎為雨，脾為雷，以與天地相參也。

這是從實體結構去觀察，整理出大小宇宙對應的關係。在現代科學眼中，構成人體的基本粒子——原子，它的組成是以一個原子核為中心，而外圍環繞一圈圈不同能量位階的電子。這樣的原子模型幾乎和大宇宙的星系構圖完全一致。以太陽系為例，做為星系中心的恆星太陽就如同原子核，而九大行星扮演電子的角色，在不同的軌道上圍繞太陽運轉。

行星有公轉也有自轉，電子也是一樣。基本上每一個行星的公轉週期，或說繞行太陽一周所花的時間，都不相同。所以，若取某一時刻記錄在軌道上各行星的位置，到下一次所有行星又同時回到該組記錄的位置時，已經是二萬五千九百二十年後，也就是說太陽系所有行星的公轉週期最小公倍數是二萬五千九百二十年。根據醫學統計，人類的呼吸次數平均每分鐘約十八次，所以一天二十四小時，正好也是二萬五千九百二十個來回。看來行星繞日的速率，似乎主宰了人類呼吸的快慢。

●氣在氣脈內行走，一日五十營

與呼吸次數有關的量測，《黃帝內經》裡針對氣脈內營氣的行進速率，也做了科學的量度與計算，從〈靈樞・五十營第十五〉中，可看出當時的實驗記錄❶：

天周二十八宿，宿三十六分，人氣行一周，千八分，日行二十八宿。人經脈上下左右前後二十八脈，周身十六丈二尺，以應二十八宿。

漏水下百刻，以分晝夜。故人一呼，脈再動，氣行三寸，一吸，脈亦再動，氣行三寸，呼吸定息，氣行六寸。十息氣行六尺，日行二分。二百七十息，氣行十六丈二尺，氣行交通於中一周於身，下水二刻，日行二十五分。五百四十息，氣行再周於身，下水四刻，日行四十分，二千七百息，氣行十周於身，下水二十刻，日行五宿二十分。一萬三千五百息，氣行五十營於身，水下百刻，日行二十八宿，漏水皆盡脈終矣。

所謂交通者，並行一數也，故五十營備，得盡天地之壽矣，凡行八百一十丈也。

看來實驗者還頗具科學素養，知道同時採用天文星宿行度，與實驗室內的一天一百刻度的水漏計時器，做為衡量時間的標準。雖然文中各項數值計算繁複，不過主要有兩點發現：

一、人體的呼吸速率

以一呼一吸為一息，一天共有一萬三千五百息，平均每分鐘九次，只有前面所說現代醫學每分鐘約十八次數據的一半。是否應該晝、夜各計一次，還是另有原因？單從本篇文字中無法得知。

倒是此次量測記錄確實有幾處明顯的錯誤，從後面往前查看，如果「五百四十息，下水四刻，日行四十分」是正確的記錄，那麼前面「二百七十息，下水二刻，日行二十五分」，應改為「日行二十分」才對。如此再往前「十息氣行六尺」，日行就不足一分，而不是「日行二分」了。可能是當時測量儀器過於粗糙，才會造成數值愈小誤差愈大的結果。

二、運行於氣脈內的營氣流通速率

營氣是二百七十息，繞行主要氣脈一周，每日有一萬三千五百息，所以每日行氣五十周，是所謂「五十營」。

基本上，這個行氣速率與遊走脈外的衛氣一致，按《黃帝內經・靈樞・衛氣行第七十六》記載：

衛氣之行，一日一夜五十周於身，晝日行於陽二十五周，夜行於陰二十五周，周於五藏。

●子午流注，十二正經脈對應十二地支

《黃帝內經》中得出一天五十營的結論，是認定營氣就在人經脈周遭，二十八脈上環繞「營周不休」。而二十八脈即為左右兩邊的十二正經脈（共二十四脈），再加上任督二脈與左右二條蹻脈。這個算法乍看有打迷糊仗之嫌，因為奇經八脈裡的蹻脈有陰蹻、陽蹻兩脈，左右各一組應有四脈，加總起來似乎是三十脈，而非二十八脈。不過，進一步參照〈靈樞・脈度第十七〉的記述：

黃帝曰：蹻脈有陰陽，何脈當其數？

歧伯答曰：男子數其陽，女子數其陰，當數者為經，其不當數者為絡也。

原來陰陽兩蹻脈，實際上屬同一氣脈，只不過就男子而言，陽蹻是主經脈，陰蹻是副絡脈；對女子來說正好相反。所以要詳數營氣所行的經脈數，正確的算法是，男取左右二陽蹻脈，女算左右二陰蹻脈，答案確實是二十八脈。

這二十八條經脈是營氣循環運行的「大經隧」，正好呼應大宇宙星宿二十八的數字。在《黃帝內經・素問・陰陽別論第七》裡，黃帝曾問歧伯：「人有四經十二從，何謂？」

岐伯回說：「四經應四時，十二從應十二月，十二月應十二脈。」這裡所提的「四經、十二從」，應該也是指前面的二十八脈，其中隸屬奇經八脈的四經，對比一年四季的週期更替；而十二從，毫無疑問是十二正經從合於一年十二月、甚至一天十二個時辰的時間規律。

對於十二經脈與天地間十二等分時間律動相應合的特性，可以做更廣泛的推演，和基本的地支十二數脈動同調。

這方面的實證應用，最有名的要數中醫按干支時辰，候氣取穴的「子午流注」針灸療法。子午流注是指氣血流注於人體十二正經脈，會跟從十二地支的時間週期循環，在對應的氣脈內有特別的強度變化。

子午象徵地支十二數的時間規則。原則上，十二地支在時間上的意義，可視為天地間的陰陽能量隨日月運行，而產生十二種不同能量位階的週期性起伏。子、丑、寅、卯、辰、巳、午、未、申、酉、戌、亥為十二地支，子代表陰氣已窮、陽氣初生的階段，在一天裡是晚上十一點到隔天凌晨一點，在一年中相當於二十四節氣的冬至或陰曆十一月；午則是陽氣到頂、開始轉向陰氣的時刻，是一天內的中午十一點到下午一點，是一年中的夏至或陰曆五月。

子午流注的另一要角，為氣在裡面流通的十二正經脈。十二正經脈對應五臟六腑，貯存相關的五藏氣能，針灸治療就是在相應的穴道刺針，以調理經脈上的行氣，達到治癒疾病的目的。

•氣行經脈起於手太陰肺經

根據《黃帝內經・靈樞・營衛生會第十八》描述：

人受氣於穀，穀入於胃，以傳與肺，五藏六府，皆以受氣，其清者為營，濁者為衛，營在脈中，衛在脈外，營周不休，五十而復大會。陰陽相貫，如環無端。

雖然氣是「如環無端」在氣脈內打轉，但氣能的供給源頭，主要是飲食入胃裡消化後製造的能量，經轉化成氣，再傳到肺臟與呼吸進來的氣結合，然後注入氣脈傳遍全身。所以氣先從裡層連接肺臟的手太陰肺經開始，接著到表層的手陽明大腸經，臟腑一表一裡配對，五臟六腑分成六組❷。整個行氣流程如下：

(1) 手太陰肺經→手陽明大腸經→
(2) 足陽明胃經→足太陰脾經→
(3) 手少陰心經→手太陽小腸經→
(4) 足太陽膀胱經→足少陰腎經→
(5) 手厥陰心包經→手少陽三焦經→
(6) 足少陽膽經→足厥陰肝經→(1)

分析這一串十二正經的氣行脈路，可以歸納出三個要點：

一、**互為表裡的臟腑氣脈**：前後接續連成一氣。

二、**互為表裡的氣脈**：手經在手指端交會，足經在足趾末銜接，而且一陰一陽，陰陽相間。

三、**不同臟腑組別的氣脈**：手連足經，足串手經，串連位置皆在身軀或頭部。

氣行在這十二條經脈的搏動與時間的十二地支週期，由於基數相同，從電磁波理論來看會產生共振，也可說是聲樂學中的共鳴。中醫利用針灸，可從原穴、井穴、俞穴……等主要穴道上，感測每一氣脈在不同時辰裡的氣血強弱，因而實證

子午流注氣脈與時間的順應流程圖

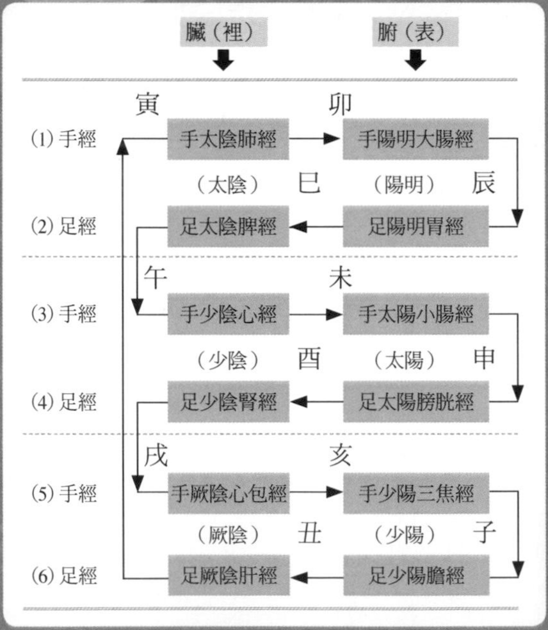

雖然氣是如環無端的在氣脈內打轉，但氣能的供給源頭，主要是飲食入胃裡消化後製造的能量，經轉化成氣，傳到肺臟與呼吸進來的氣結合，然後注入氣脈傳遍全身。所以氣先從裡層連接肺臟的手太陰肺經開始，配合每日十二時辰，從寅時到隔日寅時，再回到肺經，循環不已。

出子午流注的相關理論。基本上，手太陰肺經的氣在寅時（每日清晨三到五時）最為興盛，接著大腸經在卯時……一天十二個時辰剛好對應十二條氣脈，條列整理如後：

- 寅時（三點～五點）：手太陰肺經
- 卯時（五點～七點）：手陽明大腸經
- 辰時（七點～九點）：足陽明胃經
- 巳時（九點～十一點）：足太陰脾經
- 午時（十一點～十三點）：手少陰心經
- 未時（十三點～十五點）：手太陽小腸經
- 申時（十五點～十七點）：足太陽膀胱經
- 酉時（十七點～十九點）：足少陰腎經
- 戌時（十九點～二十一點）：手厥陰心包經
- 亥時（二十一點～二十三點）：手少陽三焦經
- 子時（二十三點～一點）：足少陽膽經
- 丑時（一點～三點）：足厥陰肝經

●十二地支以寅為首

從《黃帝內經》的說明中，理解了氣為何從太陰肺經出發。接著看十二地支為何捨子時而取寅時為首？這主要是以太陽為指標的緣故。通常太陽都在寅卯交接時刻升起，清晨三至五點的寅時，長夜將盡、黎明曙光旋即到來，訂定此刻為一日的起點，符合以太陽為主的天文概念。

因此，陰曆雖然是根據月亮而編定的曆法，但基於事實的觀測，也是將正月定為寅月。從二十四節氣來看，立春就是寅月的第一天，所謂「一日之計在於晨，一年之計在於春」，十二地支在時間上的應用，就是以寅做為開頭。

其實十二地支在時間上的取用，不只限於一日中的二十四小時，一般還可擴及日、月、年的週期循環。譬如成為生活中圖騰的十二生肖，就是十二地支用在年的規律；命理上用出生時辰來推論人的命運興衰，更是年、月、日、時都配合天干地支的週期，一個也沒缺少；中醫真正運用子午流注做針灸治療時，也會考慮年、月、日、時的干支變化，只不過臨床實用還是以日、時的干支為重。

雖然這種配合天時的醫療觀念，似乎是受到《黃帝內經》的啟發，但正式的醫書記載，卻至南宋末期才在《子午流注針經》出現。不過，現代人普遍將子午流注的觀念應用在健康管理上。做美容淋巴按摩的業者，往往建議客戶晚上十一點到三點一定要睡覺，因為這段時間膽、肝氣脈最為興旺，而膽經主氣血製造、肝經管分解排毒，充分休息才能讓器官發揮最大功效。

清晨寅、卯兩時辰，肺、大腸經氣血蓬勃，運動練功效果顯著；腸胃不順或有疾病者，早餐一定要正常，才能在辰、巳時段及時為腸胃補充營養；而有心血管毛病的人，最好能在午、未時分午睡片刻，可有助於心臟的緩和；另外，腎、膀胱等泌尿或性功能的調理，選在傍晚以後的申、酉四個小時，練起功來有事半功倍的效果。

不過話說回來，十二正經脈上的行氣對應五臟六腑，分具不同的五行特性，所以相互之間還有生剋制化的作用，若無特別病痛或需求，一般練功還是力求五行平衡，以免顧此失彼。本書在前面幾篇文章就一再提及，練功最好超越五行，從總的能量加持，直接在丹田下功夫，如此效果最佳又可免去五行取捨的困擾。

●二十四節脊椎對應二十四節氣

春雨驚春清穀天，夏滿芒夏暑相連，秋處白秋寒霜降，冬雪雪冬小大寒。

這首七言詩按照四時順序，網羅了二十四節氣的名稱，經常被收錄於民間的通書黃曆之內，對於有興趣記憶節氣名稱的人非常方便。以往農業時代，主要採以月亮為主的時間曆律，就是一般所說陰曆或農曆。不過，由於一年四季的更替與日夜光明黑暗的輪迴，都是地球不停地自轉和繞太陽公轉，造成陽光照射的距離、方位與位置跟著變換的結果，因此，依據月亮訂定的陰曆，無法正確反映這些天象的訊息。後來以地球繞太陽公轉時，地軸傾斜角度的變化，而在一圈軌道中（也就是一年）取二十四個點，定義為四季的二十四個節氣，每一季三節三氣，平均一節或一氣約涵蓋十五天，就是陽曆的半個月左右。由此可知，二十四節氣雖是在陰曆曆法的年代配合使用，實際上它已是陽曆的概念。

對照陽曆，每年的節氣日幾乎都是固定的日子，前後差不了兩三天。例如：清明就在四月四日左右，冬至大約是十二月二十二日。現實中，陽曆定一月一日為一年之始，但從節氣來看，冬至是陰盡陽生的臨界點，才能算是萬象更新的起始日子，與目前定義出來的新年元旦大約差了一個星期，是否是西方國家在制定陽曆時有宗教上的考量，象徵性地讓出前置的七天給上帝創造萬物？

二十四節脊椎對應二十四節氣參照圖

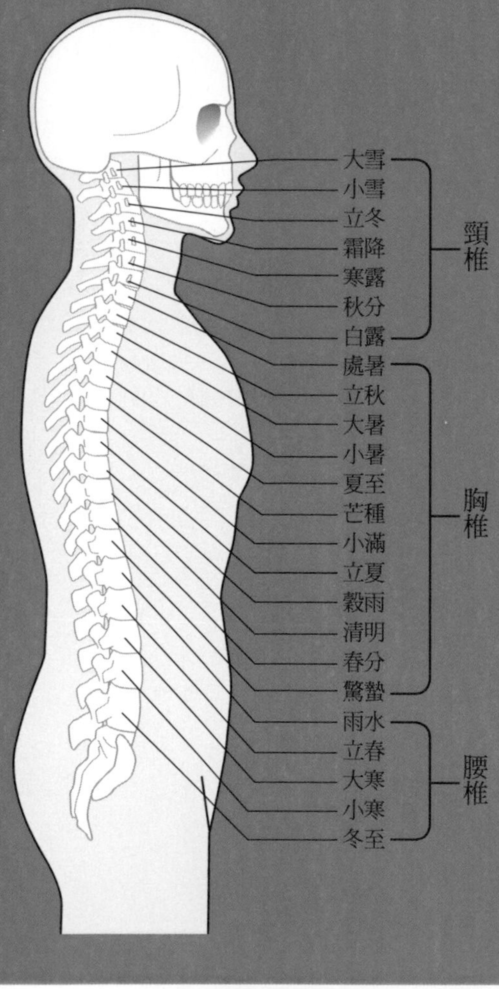

回到主題，二十四節氣是宇宙十二基數的一種時間週期，在人體小宇宙內，橫亙後背的脊椎龍骨正好也有二十四塊脊骨：頸椎七節、胸椎十二節、腰椎五節。奇經八脈中的督脈恰好分布在整條椎骨上，《莊子・養生主第三》說：「緣督以為經，可以保身，可以全生，可以養親，可以盡年。」督脈攀附在脊椎龍骨，宛如人體上的龍脈與天地節氣變換息息相關。按全真派的「修真圖」指出，二十四節脊椎對應二十四節氣，每年在節氣日，相對應的椎節會特別敏銳，容易感應天地真氣，也容易受到外來邪氣的侵襲。

這是人體非常特殊的生理時鐘。如選在節氣變換的日子練功，意守或存思該節椎骨，可收天地真氣或阻絕邪氣入侵。所以很多修行者在每年冬至子夜時分，都會順應時節在腰椎第五節用功夫。寫到這裡，天機，已經隱隱被透露出來……

註釋

❶有關營氣、衛氣的說明，可參看本書第一一八頁，第十二篇〈氣的家族〉。

❷請參看本書第一〇四頁，第十一篇〈氣脈網路〉。

《第二十篇》

一陽來復

身為太陽系的一分子，地球上主要的能量大部分來自太陽，傳統上就稱之為天地間的陽氣。由於地球日夜不停的自轉與環繞太陽公轉，造成地表所承載的陽氣，呈現無始無終規律性的消長。這種原屬天文範疇的學問，古人卻很巧妙的引用《易經》卦象，以橫（⚊）、斷（⚋）的簡單陽陰符號，來描述這種天象變化。在陽氣最興旺的盛夏，六劃全陽（䷀）是所謂的「乾天」卦；冰天雪地、陰氣充塞的嚴冬，以六劃皆陰（䷁）的「坤地」卦為代表。緊接著極陰後，陽開始回生，大地行將春回的前兆又要用何種卦來表象？答案正是本文要談的，第一劃轉回陽的「一陽來復」卦（䷗）。

道德通玄靜，真常守太清，一陽來復本，合教永圓明。

這首詩摘自《道藏》裡頭的〈諸真宗派總簿〉，為全真派道長丘長春所作。全真派自祖師王重陽創教後，傳予全真七子，七人開枝散葉各有宗別流傳後世。當年七真祖師分寫了七首百字詩，做為後代弟子論輩排行的依據，這七首排輩詩後來被收錄於《道藏》之中，是道教發展史上重要的文獻之一。本文開頭所引的四句詩文，屬龍門宗百字詩的前面二十個字，其中「一陽來復」四字為《易經》六十四卦之一，是天地陰陽變化的現象，也是長春祖師傳下的重要行功要訣。

●全真教七子全真，長春子千年長春

全真七子能夠廣為人知，也許是託武俠小說名家金庸先生之福。金庸在串聯宋、元、明三朝的三部鉅著《射雕英雄傳》、《神雕俠侶》和《倚天屠龍記》中，開場就以全真派，尤其是丘長春道長為重要關係人，引出郭靖、楊過兩家兩代，亦敵亦友的恩怨情仇，從此展開百萬字的精采故事，其膾炙人口的程度，自然不在話下。

《射雕英雄傳》又名《大漠英雄傳》，書中的大漠英雄以郭靖、楊過為最。不過真實世界裡，在那年代真正的英雄應該非成吉思汗莫屬，此外還有一位較少人知的神仙人物，就是長春子丘處機祖師。據史料記載，丘處機一一四八年生於山東，拜師於全真教創始人王重陽門下，號長春子，一二一七年成為全真第五任掌教。當時蒙古人統治北方，由於成吉思汗聽聞長春子鶴髮童顏，可能是位年逾三百歲的仙人，因此下詔邀請入京面見。然而等長春道長率弟子於一二一九年抵達燕京時，成吉思汗大軍又已開往西域，兩人直到一二二二年才在現今中亞阿富汗國度內碰面。

大汗見了丘祖印象極佳，當下向丘祖請益長生之道，丘祖坦言「只有養生益壽之道，並無長生不死之藥」，大汗也不以為忤，仍舊認定丘祖是位仙人並以國師之禮相待，往後對其建言的「天道好生惡殺，治尚無為清淨」之理也多所採納。最後在丘祖要回京時，大汗還授予虎符璽書，並親書「神仙所在，如朕親臨」，讓日後上萬無辜生民得因符書的庇護，而免去遭蒙古軍殺掠之禍，難怪清康熙皇帝讚道：「一言止殺，始知濟世有奇功。」

長春子回到燕京後，受命掌理天下道教，主持太極宮，並改名為長春宮，成為當時北方道教中心。長春祖師一二二七年歿於燕京，其弟子尹志平在長春宮旁建白雲觀，將丘祖遺骨埋葬於此。白雲觀在元代末年與接下去的歲月，歷經天災人禍洗禮，於清康熙四十五年（一七〇六年）重修整建，時至今日，依然矗立北京城郊的白雲道觀，就是當年奠立的根基格局。

● 「一陽來復」源自《易經》「地雷復」卦

「一陽來復」本是《易經》六十四卦的一個卦象，上卦為「坤地」，下卦為「震雷」，卦名為「復」，所以此卦就叫做「地雷復」，卦的符號記為䷗。

按卦辭說明：

復，亨，出入无疾，朋來无咎。反復其道，七日來復，利有攸往。

此卦描述處於一段陰盛陽衰的黑暗之後，又輪回陽長陰消的局面。陽氣回復從最底下的初爻開始，所以此時「出入無疾，朋來無咎」。通常從陽氣開始步入衰退的那天起，就是進入陰興陽敗的局勢，以卦來表示這一天，就是上天下風的天風姤卦（䷫）。接著必須歷經六天的等待，等第七日輪回一陽來復的情況，才又回到陽長陰消的一面。

「反復其道，七日來復」，從卦的建構來看，因為重卦乃由上卦三爻與下卦三爻共六爻組成，所以，從初爻到上爻，六個爻依次由陽轉陰，若以一天一爻變來算，當然需費六天的時間，才會走向六爻皆陰的極陰狀態，再回到初爻轉陽，自然已是第七天了。說來並沒有什麼大不了的學問，不過，以卦來象徵天地之道，它表達了宇宙陽極陰生、陰極陽生的陰陽法則。

反復其道・七日來復

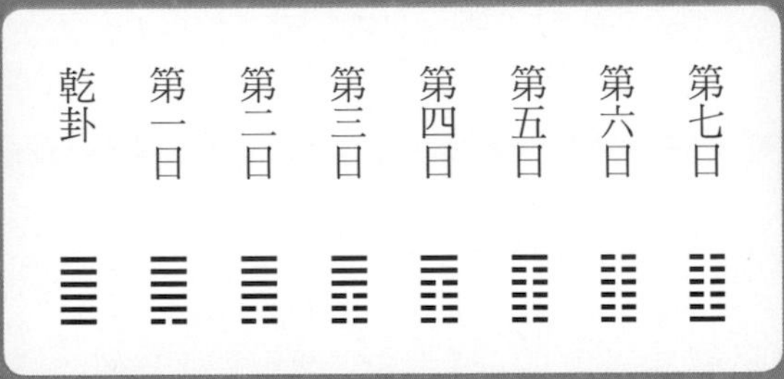

自陽氣鼎盛的乾卦之後，以一日一爻轉陰來計算，到陰氣最強的坤卦是第六天。至第七天陽氣開始從初爻回復，如此週期循環，就是地雷復卦辭所說的「反復其道，七日來復」。

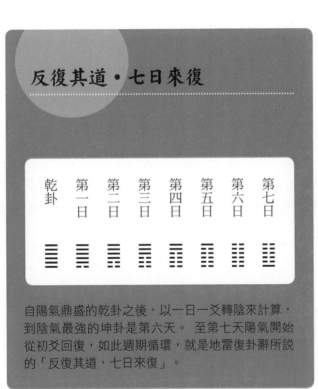

●地球轉動造成陰陽消長的規律週期

由於地球是太陽系的一分子，所以在地球上所謂天地的能量，主要是來自星系的主宰——太陽，或許就是古人所稱的陽氣。觀察一天陽氣的強弱變化，就能清楚了解和陽光照射地表的角度息息相關。通常正午時分太陽直照地面是陽氣最旺的時刻，然後隨著太陽偏西，陽氣開始減弱，一直到子夜十一點，太陽位於地球的另一面，此時陽氣完全消失。過了十一點之後，陽氣才又逐漸回復。這是因為地球自轉，造成每天日夜陰陽交替的情形。

同樣的，地球環繞太陽公轉時，由於地球自轉的赤道軸面，相對於公轉的橢圓形黃道平面有約二十三點五度的傾斜，所以造成陽光照在地球上有週期性的傾斜角度變化，這也是一年會有四季更替的原因。

基本上，地球表面能被陽光直照的地方，以赤道圈為準，以北最遠到北緯二十三點五度左右的北回歸線，以南最遠達南緯二十三點五度附近的南回歸線。也就是說，太陽光能夠直射地球表面的位置，就在南北兩條回歸線間來回移動。從北半球來看，夏天太陽最遠直射到北回歸線，之後就開始往南回移，氣候也慢慢轉成秋天，一直到冬天陽光直照到南回歸線，才又調頭北轉，冬去春回，一年四時就是如此接續更換。

在曆法上，正是按照這個天文的規則來制訂二十四節氣。夏天陽光直照北回歸線的時刻，在北半球陽氣旺到極點，白天最長、黑夜最短，就訂為「夏至」；冬天太陽直射在南回歸線上的時分，是北半球陰氣的高峰，夜晚最長、晝日最短，訂為「冬至」；而來回兩次直照赤道時，陰陽平衡，日夜等長，分別為「春分」、「秋分」。

●「卦氣說」用易卦來描繪天象的變化

將八卦和天象氣候連結的學說，又叫「卦氣說」。「卦氣說」是由西漢《易經》研究者孟喜所創立，後有《京氏易傳》及《易緯稽覽圖》等，分別根據孟喜的說法發展出不同的卦氣學說。

基本上，「卦氣說」引用《易經》六十四卦，對應一年四季的移換與二十四節氣的變化。根據古代曆法的規則，一年四季、十二個月、二十四節氣、七十二候、三百六十五又四分之一天，其中季、月、日的概念與現代陽曆相同，至於節氣與候則可以說是太陰曆法所獨有。

由於節氣是按太陽光直射在地表緯線的移動來訂定，也就是根據地球自轉軸的赤道面，與公轉軌道的黃道面之間的夾角變化，而在公轉的橢圓軌道上，取二十四個位置做為節氣日。通常一個月大致有兩個節氣日，約每十五天更換一個節氣，節在月初、氣在月中；又五天為一候，一個節氣內有初候、次候、末候三候。譬如，每年節氣中的立春日，約在正月初一前後是「節」，而正月初一是農曆過年第一天，又叫「春節」；第二個節氣日是「雨水」，稱做「氣」或「中氣」，就在正月中、下旬。其實節氣日既然是照地球與太陽的相對位置來設定，顯然已脫離陰曆的規則，也因此，節氣在陰曆中並沒有固定的日子，每年都不一樣，反而從太陽曆法來看，每月一節一氣日約分別在五日、二十一日前後，年年如此，變動不大。

卦氣學說將一年寒暑的交替，以陰陽兩氣的消長看待，用《易經》六十四卦來表示一年中的季、月、日、節氣、候等天象變化。後人綜合各家學說繪製了「卦氣圓圖」，詳細說明如下：

一、**四季**——以震、兌、離、坎四正卦表示。

震卦在東，為木，主春；兌卦處西，為金，主秋；

離卦位南，為火，主夏；坎卦坐北，為水，主冬。

二、**二十四節氣**——四正卦每卦六爻，四卦共二十四爻，每爻主一節氣，

春季從「立春」到「穀雨」，由震卦六爻所主；

節氣日陽、陰曆參照表

西元年		2009	2010	2011
立春	陽曆	2/4	2/4	2/4
	陰曆	1/10	12/21	1/2
清明	陽曆	4/4	4/5	4/5
	陰曆	3/9	2/21	3/3
夏至	陽曆	6/21	6/21	6/22
	陰曆	4/29	5/10	5/21
秋分	陽曆	9/23	9/23	9/23
	陰曆	8/5	8/16	8/26
冬至	陽曆	12/22	12/22	12/22
	陰曆	11/7	11/17	11/28

因為節氣是根據陽光照射在同一地表位置傾斜角度的變化訂定，因此雖然是陰曆盛行年代的產物，基本上已經是陽曆的概念，所以從陽曆來看，日子大抵是固定的，就陰曆角度，自然是漫無章法的。

夏季從「立夏」到「大暑」，由離卦六爻所主；
秋季自「立秋」迄「霜降」，以兌卦六爻為主；
冬季自「立冬」迄「大寒」，以坎卦六爻為主。

三、**十二月份**——由扣除四正卦的其餘六十卦，分配給十二個月，每月五卦，分別稱為：公卦、辟卦、侯卦、大夫卦、卿卦。其中的辟卦，正好按月份一爻一爻依序作陰陽的遞增（或減），整組十二辟卦卦象，恰好象徵了一年十二個月陽氣的漸次消長。每個辟卦主管所在的月份，合稱「十二辟卦」。

四、三百六十五日——

四正卦以外的六十卦，共有三百六十爻，用來表示日。每卦涵蓋六日七分（一日以八十分計），一卦六爻，約一爻主管一日。

五、七十二候——採四正卦以外的六十卦，配全年七十二候，公、辟、侯、大夫、卿五卦分配六候（其中侯卦的內、外卦分別有所主）。從「風

綜合卦氣圓圖

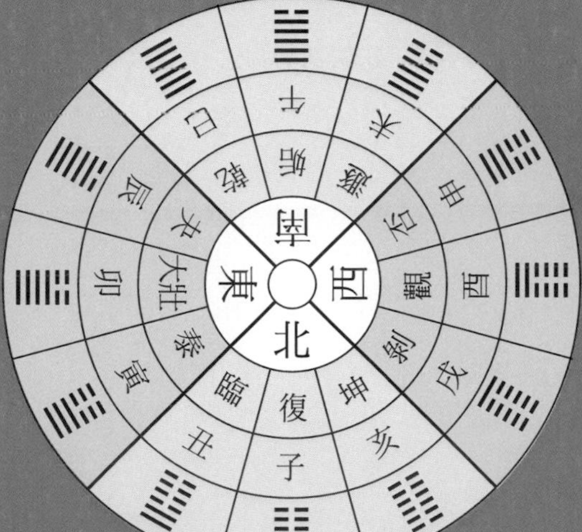

澤中孚」卦代表「冬至」初候起，一直到隔年「大雪」末候的「山雷頤」卦為止。

●十二辟卦代表一年十二個月或二十四節氣

《易經》有了卦氣學說之後，更將應用拓展到天象氣候方面的論述，大大開闊了《易經》的視野。

以十二辟卦來看，即可清楚了解卦與節氣之間的關係。十二辟卦以「一陽來復」的「地雷復」卦為首，象徵「冬至」所在的陰曆十一月。過了「冬至」，陽光開始從南回歸線北移，陽氣逐步增加，卦象也對應每個月增一爻從陰轉陽。直到四月，六爻皆轉為陽，再到五月「夏至」日，陽光又自北回歸線轉南，卦象也成了一陰成姤的「天風姤」卦（䷫），此時陰氣漸次變強，陰陽易位，又是一年輪迴。

十二辟卦又稱十二消息卦，如果撇開卦的義理部分不談，純就卦象符號來探討，每卦有六個爻，每爻可用一斷一橫（⚋、⚊或0、1）兩種符號來代表陰或陽的能量。從六爻全數歸零（或陰）的「坤地」卦看起（䷁，此卦陰氣盛極，表示最冷的冬天），每次把一爻位由陰變陽，表示陽氣逐漸回復，則自初爻轉陽，到六爻全成陽需經六次變化，此時就變成「乾天」卦（䷀，此卦陽氣最旺，象徵酷熱的夏季），再由六爻皆陽退回六爻全陰的「坤地」卦，又是另外六回轉變。一來一回的循環週期，共是十二次更替，這十二次的符號所對應卦象就是十二辟卦。

以月來看，一年十二個月，一月一卦。用來代表二十四節氣，則是一卦涵蓋兩個節氣。按每年在北半球太陽直射在南回歸線的剎那，也正是陰氣旺到頂點，一點陽氣開始回復的時刻，節氣上正好是「冬至」日的起始時刻，是整個冬季的中心。過了這個時間，黑夜即慢慢變短，白晝漸漸加長，在卦象上就以一陽初生的「復」卦來表現，也就是說「復」卦代表陰曆冬季中間的那一個月，或者是包含「大雪」、「冬至」兩個節氣的三十天。

顯然這是一個以十二為基數的陽氣消長系統，所以也適合用來解釋每日晝夜輪替的時辰概念。在一天之中，陰極陽回的臨界點，就被定義為凌晨十二點正；日與日的交接時分，也正好是跨越換日點的子時中心時刻，或可稱之為「正子時」。也就是說，十二辟卦運用在時辰上，乃將「一陽來復」的「地雷復」卦定為子時，其餘十一卦依次對應。

十二辟卦

月份	一月	二月	三月	四月	五月	六月	七月	八月	九月	十月	十一月	十二月
時辰	03—05	05—07	07—09	09—11	11—13	13—15	15—17	17—19	19—21	21—23	23—01	01—03
	䷊	䷡	䷪	䷀	䷫	䷠	䷋	䷓	䷖	䷁	䷗	䷒
卦名	泰卦	大壯卦	夬卦	乾卦	姤卦	遯卦	否卦	觀卦	剝卦	坤卦	復卦	臨卦

十二辟卦代表陰曆十二個月，從一陽來復的冬至日來看，約在陰曆十一月，爾後一月一爻依序由陰轉陽，或從陽變陰，表示太陽南來北往造成的陰陽興衰，共十二種爻變，恰好代表一年十二個月。
用來表示每日的時辰，則以復卦代表子時，其後依序類推。

陽氣變化與節氣、月份和時辰之關係圖

在北半球一年中陽氣最盛的時刻，就是太陽直射北回歸線的瞬間；相反地，陽氣最弱的時間（或陰氣最強的時候）則是太陽直照南回歸線的片刻。訂定節氣時，前者稱做夏至，後者是冬至。以一天來看，當然正午之時陽氣達到頂點，子夜時分陰氣攀上高峰。晨曦、黃昏陰陽兩平，分別與一年的春分、秋分相當。

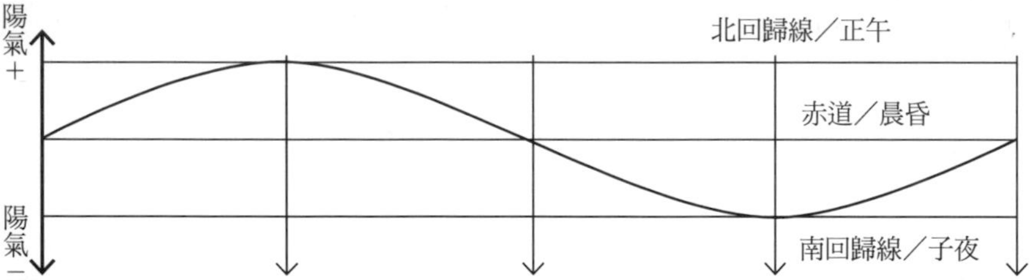

節氣	春分	清明	穀雨	立夏	小滿	芒種	夏至	小暑	大暑	立秋	處暑	白露	秋分	寒露	霜降	立冬	小雪	大雪	冬至	小寒	大寒	立春	雨水	驚蟄	春分
卦	大壯		夬		乾		姤		遯		否		觀		剝		坤		復		臨		泰		大壯
陰曆月	二		三		四		五		六		七		八		九		十		十一		十二		一		二
陽曆月	三		四		五		六		七		八		九		十		十一		十二		一		二		三
時辰	05－07		07－09		09－11		11－13		13－15		15－17		17－19		19－21		21－23		23－01		01－03		03－05		05－07
地支	卯		辰		巳		午		未		申		酉		戌		亥		子		丑		寅		卯

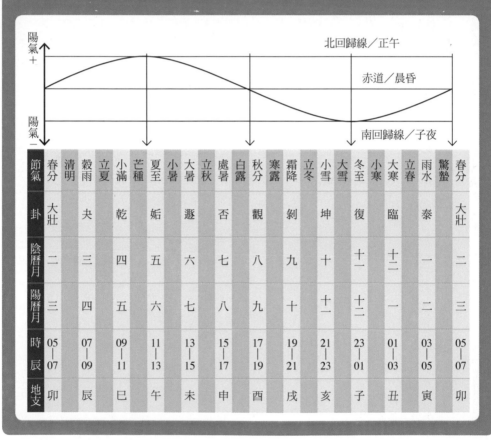

十二與二十四時制在應用上也有差別。像是在一年的應用上，十二個月雖然可表現春夏秋冬的冷熱更迭，但卻無法明確指出夜最長的「冬至」、日最長的「夏至」，以及日夜等長的「春分」、「秋分」等別具意義的特殊時日，只有採二十四節氣的曆法，才能點出這幾個特別的日子。同樣的一天用十二時辰，子時橫跨前後兩日，十一點到十二點算今天，過了十二點到凌晨一點已經是新的一天，這種劃分方式經常造成困擾，不知要算當日的尾巴，還是隔天的開頭。所以子平八字在推斷命理中，得區分「早子時」和「晚子時」的不同，否則失之毫釐、差之千里。由此看來，使用十二時制是以陽氣能量的平均值，劃分訂定時段，而二十四時制則可兼顧陽氣臨界能量變化點的分割。

●「一陽來復」的時刻也是練功時刻

有些修行者往往在半夜正子時「一陽來復」的時候，配合天地陽氣回來的趨勢靜坐練功。但要注意子時陽氣回生，只是天地的現象，真正對應在人體的變化，還須看個人的反應（也就是所謂的「活子時」）。通常過了半夜，如果察覺下部有陽舉的跡象，就趕快起身做功課，將此一初陽真精煉化成炁。這就是每日「一陽來復」的功法，全真祖師丘長春在〈大丹直指〉有詳細說明：

天一生水，夜子時後，一陽初生，身中元氣從尾閭穴，自下而上卻行到腎，兩腎中間有一竅，正七節之中，元氣從此而出衝動陽關。所以人睡到半夜子時之後，外腎陽舉，陽不自舉，內腎竅中之氣發出而外腎舉也。

當其內腎陽氣將到外腎之時，不妨披衣起坐，垂目閉口調息綿綿，存想兩腎中間若有氣從此出，此氣即謂之鉛，為水中金也，又名白虎。夜夜行功，坐更餘方睡。

由於此法是體察下陰是否有反應做為指標（女性可用胸部乳腺有無挺脹來判別），基於食色本性的緣故，很容易讓人將這種狀況與男女情事聯想在一起，因此很多所謂「陰陽雙修」的功法、密法，更根據這個道理，擴大解釋為只要下體勃起即是陽氣充滿，就趕快趁機來個陰陽合修。「還精補腦」、「金剛摩尼」……等冠冕堂皇的名詞令人怦然心動，似乎這樣的功法比一般的行功修練要來得有效？其實所謂雙修的工夫，到底是「修性」還是「助性」？是「養命」還是「玩命」？只有施行此功的當事者最為明白。

據《道德經．含德章第五十五》裡面所說的「未知牝牡之合而朘作，精之至也」，本來「一陽來復」的要旨，在於每個日夜陰陽消長的週期中，掌握乍然初回的那股純真陽氣。也因此老子認為，在沒有男（牡）女（牝）交合意念下，如嬰兒自然勃起（朘作）的現象，才是真精所至。因為只要動了交合的想法，很可能體內各種與性相關的荷爾蒙，就會跟著分泌而出，如此難免混雜了單純的真精。只有用純正的真精來「煉精化氣」，產生出來的純陽真炁，對於養命修性才是有益的東西。

道家自古以來就已明明白白存在各種房中術法，不論是為了閨房樂趣或提升性能力，都有相對應的功法，可供有興趣者公開鍛鍊，顯然不需假練功修行之名暗度陳倉。讓「上帝的歸上帝，撒旦的歸撒旦」，以免不甚明白的初入道者，不自覺墮入左道旁門而不自知。聽說，現在已有部分房中術，被正式引介來治療男人性事方面的隱疾，這也算是物盡其用的一種正面走向。

前篇〈子午流注〉的文章內曾透露一年週期的「一陽來復」功法，基本上這也是全真派流傳出來的功夫。參考前篇文章所述，人體背後二十四節脊骨正好對應每年二十四節氣變化，由下而上，最底端的腰椎第五節，在節氣起始的「冬至」，正是感受天地之氣最敏銳的時間，據說還在「冬至」日的正子時——雙重「一陽來復」的時刻，行功意守該節脊骨下方的凹窩，是每年攫取天地純陽之氣最佳的時機。

● 劉伯溫佐明朱洪武，丘長春佑成吉思汗

話說金庸小說寫到蒙古軍在中原，雖然有「射雕英雄」郭靖、黃蓉與「神雕俠侶」楊過、小龍女等英雄人物，群起保家衛國與之對抗，但個人的力量終是抵擋不了整個天下局勢的演變，歷史走到這裡，正是蒙古最為強盛的時刻，成吉思汗的後代勢力雄霸歐亞兩大陸，中土的王朝南宋終於被取代，接著是近百年蒙古人統治的元朝。朝代更替，時間長河依舊無情的往前行進，而金庸的小說也還沒寫完，這回換成另一股新興的力量出頭，元代的氣運也將走盡。

「武林至尊，寶刀屠龍，號令天下，莫敢不從，倚天不出，誰與爭鋒？」，接著在《倚天屠龍記》中新一代的英雄，「明教」年輕的教主張無忌上場，故事依舊精采絕倫，只是終局歷史的定論，不是「明教」的張無忌，而是明朝的朱元璋變成了天下的統治者。小說中的主角是張無忌，真實世界的霸主是朱元璋，不過「明教」、「明朝」同樣以「明」為號（連金庸自己辦的報紙也叫「明報」），日月並明的明朝接替元氣已衰的元朝，成為新的「武林至尊」繼續「號令天下」。

在朱元璋身邊有一位家喻戶曉的國師劉伯溫，經常為他指點迷津。由於劉伯溫精於命卜與奇門遁甲等術數，因此民間對他的興趣遠勝過史料所記載。

劉國師的著作《黃金冊總斷千金賦直解》一直以來都是學文王卦占卜必讀的經典。另外，為坊間所津津樂道的〈燒餅歌〉相傳也是劉國師的作品，據聞內容與〈推背圖〉、〈梅花詩〉等類似，都是對後世時局走向的宏觀預言，像文章中提到的「閹人任用保社稷，八千女鬼亂朝綱」、「偶遇饑荒草寇發，平安鎮守好桂花」，準確的預示後來明朝宦官「八千女鬼」魏忠賢把持朝政，以及明末闖王李自成興兵，與吳三桂鎮守山海關的情形，讓世人對其內容更加信服。不過也有學者考據，認為〈燒餅歌〉是假劉伯溫盛名的「事後諸葛」偽作，當茶餘飯後閒談可也，真要拿來推斷未來可能的發展，那就大可不必了。

回頭再看元代初興時期，成吉思汗身邊也有一位神仙級的人物全真長春子。大汗因為聽了他的建言，從而減少了蒙古軍的殺戮。除此之外，長春祖師在仙道、丹道方面的修行，也頗受後人所推崇。本篇開頭所引用的七真門人排輩百字詩，雖是祖師為徒子徒孫留下的傳承規範，裡頭也隱喻很多如「一陽來復」的修真要訣。更不可思議的是，詩文似乎也提示了當代門派發展可能會遭逢的境遇，像一九四九年輾轉來臺灣的丘祖門下，很多是「一陽來復本」的「來」、「復」字兩代弟子。是否祖師當初對後輩門徒會跨海東南「來」，重新「復」教，從寶島再出發一事，已然有所預見？果真如此，這又是更富傳奇色彩的另一篇章了。

附錄

《黃帝內經》綱目概要

《黃帝內經》包括〈素問〉、〈靈樞〉兩部分，各八十一篇，在此將各篇章內容重點整理如下，便於讀者索引查找相關資料。其中標示為粗體字者，為與本書及練功相關之篇章。

素問

【第一卷】

- **上古天真論第一：**詳說女子以七歲、男子以八歲為週期的先天氣興衰階段狀況。
- **四氣調神大論第二：**說明四季養生之道。
- **生氣通天論第三：**說明陰陽氣之道。
- **金匱真言論第四：**說明八天風接觸五臟邪氣致病的情形。

【第二卷】

- **陰陽應象大論第五：**說明陰陽四時五行更替所引發人體之病症，及形體五臟等相對應的徵候。

- **陰陽離合論第六**：說明三陽三陰經脈之起迄與陰陽脈分合的情形。
- 陰陽別論第七：說明如何辨別三陽三陰經脈之脈象。

【第　三　卷】

- 靈蘭秘典論第八：說明十二臟相使之道。
- **六節藏象論第九**：說明天地人氣節、藏象相應的情況。
- **五藏生成篇第十**：說明五臟合五味五色之特性，再由色觀相度脈而知病處。
- 五藏別論第十一：說明五臟六腑特性之有別也……。

【第　四　卷】

- **異法方宜論第十二**：說明醫病之法因地制宜。
- **移精變氣論第十三**：說明上古治病移精變氣，以調理色脈來通神明，所以不用鍼石湯藥。
- **湯液醪醴論第十四**：說明古人治病最多以湯液醪醴，今人治病鍼石毒藥猶不能醫，乃嗜欲無窮，而憂患不止，精氣弛壞，榮泣衛除，故神去之而病不愈也。
- 玉板論要篇第十五：說明依色脈不同揣測病之深淺而施以不同之治病方式。
- **診要經終論第十六**：說明五臟之氣隨天地四時變換而有更移，用針治病亦隨之不同。最後提到三陽三陰經脈終結之症狀現象。

【第　五　卷】

- 脈要精微論第十七：詳說五臟脈象之特點，以及跟隨天地陰陽四時不同而脈象也有所不同。
- 平人氣象論第十八：說明如何以常人之脈象為準，觀察調理病人之病況。
- **玉機真藏論第十九**：詳說四時脈象之特點，太過不及所引發之各種病症。

【第　六　卷】

- 三部九候論第二十：詳說人體上中下三部對應經脈，各候天地人三氣以判別不同病症。

【第七卷】

● 經脈別論第二十一：說明人體經脈之氣會隨人之形體情緒動靜而有不同，醫者可依此脈象瞭解病症。

● 藏氣法時論第二十二：說明五臟之氣按四時月日五行各有所主，不同時日五行有相應之疾病。

● **宣明五氣篇第二十三**：說明五入、五病、五並、五惡、五液……等。

● 血氣形志篇第二十四：說明凡治病必先去其血，乃去其所苦伺之所欲，然後寫有餘補不足。

【第八卷】

● 寶命全形論第二十五：說明人由天地之氣所生，所以用針治病之道要法天則地合陰陽四時五行。

● 八正神明論第二十六：說明用針法則應候天地日月之氣。

● 離合真邪論第二十七：說明引天地之道，談用針的理論。

● 通評虛實論第二十八：說明經絡氣之虛實，依此對應用針用灸。

● 太陰陽明論第二十九：說明太陰、陽明對應脾和胃之醫理、病理。

● 陽明脈解第三十：再論陽明經脈之病理。

【第九卷】

● 熱論第三十一：說明熱病。

● 刺熱論第三十二：說明熱病症狀及如何針刺治病。

● 評熱病論第三十三：續說熱病，後談勞風之病。

● 逆調論第三十四：談及多種經脈氣不順而引起之症候。

【第十卷】

● 瘧論第三十五：說明瘧疾症狀及病理成因。

● 刺瘧篇第三十六：談瘧疾症狀及用針之法。

● 氣厥論第三十七：談氣厥病。

● 欬論第三十八：談欬症。

【第十一卷】

● 舉痛論第三十九：本篇說明五臟之痛是什麼氣造成。

● 腹中論第四十：本篇說明腹部脹氣應服與不可服之藥。

● 刺腰論痛第四十一：本篇說明腰痛的針刺方法。

【第十二卷】

● 風論第四十二：談傷風症狀。

● 痺論第四十三：談痺病。

● 痿論第四十四：談痿症。

● 厥論第四十五：本篇談厥病寒熱症狀。

【第十三卷】

● 病能論第四十六：說明多種病症之醫治方式。

● 奇病論第四十七：說明各種疑難雜症之病因。

● 大奇論第四十八：談從五臟脈象斷定各種病症。

● 脈解篇第四十九：從三陽三陰經脈推論各種病症。

【第十四卷】

● 刺要論第五十：說明針刺要義。

● 刺齊論第五十一：談針刺深淺之理。

● 刺禁論第五十二：談針刺之禁忌。

● 刺志論第五十三：從氣之虛實談脈象及病徵。

● **鍼解第五十四：**談九鍼之道。

● 長刺節論第五十五：談長針用法。

【第十五卷】

● **皮部論第五十六：**說明病邪從皮膚入侵，逐步傳入絡、經、臟腑……。

● **經絡論第五十七：**從經脈之常色觀察生病與否。

● **氣穴論第五十八：**說明人體三百六十五穴位置。

● **氣府論第五十九：**說明經脈與所屬三百六十五穴位置。

【第十六卷】

● **骨空論第六十：**談各種風寒之針刺穴位，還提及衝、任、督脈之脈路，各處內空充髓之骨，最後還有灸寒熱之法。

● **水熱穴論六第十一：**說明四時針刺取穴之不同。

【第十七卷】

- **調經論第六十二**：說明經穴針刺補瀉之理與五臟關係。

【第十八卷】

- 繆刺論第六十三：說明邪氣停滯絡脈與經脈症狀相繆，取穴用針應不同也。
- **四時刺逆從論第六十四**：說明不按四時之氣用針去邪則亂氣乃生。
- 標本病傳論第六十五：說明如何按病況治本或治標，可治或不可治。

【第十九卷】

- **天元紀大論第六十六**：說明天運五行干支與三陽三陰經脈的關聯。
- **五運行大論第六十七**：續說天運五行干支與三陽三陰經脈的關聯，以及天運五氣如何生化萬物之理。
- **六微旨大論第六十八**：說明天道六六之節盛衰，以及天文、地理、歲運等如何影響三陽三陰經脈之氣。

【第二十卷】

- **氣交變大論第六十九**：說明天運五氣太過與不及的順應之道。
- 五常政大論第七十：說明天運五氣平常、太過與不及時氣運之特質。

【第二十一卷】

- 六元正紀大論第七十一：說明三陽三陰六元正紀之特性。
- 刺法論第七十二：說明如何用針以扶抑天運五氣之不及與太過。
- 本病論第七十三：說明天地歲運五氣與人體經脈五氣之應合對疾病的影響。

【第二十二卷】

- 至真要大論第七十四：說明三陽三陰主司天地時各有之特性，相應在人體可能發生之病症，又如何醫治……。

【第二十三卷】

- 著至教論第七十五：本篇反過來是黃帝指導年輕醫官雷

公醫病之道。

- 示從容論第七十六：本篇仍然是黃帝指導臣子雷公醫病之道。
- 疏五過論第七十七：黃帝為臣子雷公講解醫者之五種過錯。
- 徵四失論第七十八：黃帝為臣子雷公講解醫病之四項疏失。

【第二十四卷】

- 陰陽類論第七十九：黃帝為臣子雷公講解三陽三陰之脈度病理。
- 方盛衰論第八十：黃帝為雷公講解陽盛陰衰五臟氣虛，會引發各種夢境，由夢診病的情形。
- 解精微論第八十一：黃帝為雷公精闢分析悲傷哭泣會流出淚水之生理機制。

靈樞

【第一卷】

- 九鍼十二原第一：歧伯為黃帝詳說九針十二原之內容。
- **本輸第二**：詳述十二正經脈之井、滎、俞、經、合等五輸穴之分布。
- 小鍼解第三：說明小針之相關用辭與基礎要義。
- 邪氣藏府病形第四：說明邪氣入侵人體之相關情況及如何度脈刺針之道。

【第二卷】

- 根結第五：說明刺針之道需知經脈之始終、人體之特質與形氣之順逆。
- 壽夭剛柔第六：說明如何審度陰陽、判斷形氣以配合用針，還有病在營、衛、寒痹的針刺方法。
- 官鍼第七：談九鍼、九變、十二節、五藏刺等之用針法。
- **本神第八**：談精、神、魂、魄、心、意、志、思、智、慮與五臟之關聯。

• 終始第九：談針刺補瀉之道及用針十二禁。

【第三卷】

• **經脈第十：**說明十二正經脈之脈路。

• **經別第十一：**說明十二經別之走向。

• **經水第十二：**說明十二經脈與天地十二經水、人體五臟六腑之關係。

【第四卷】

• **經筋第十三：**說明十二經筋之分布。

• 骨度第十四：說明骨頭大小長短之量度，以為針刺之參考。

• **五十營第十五：**以一天呼吸一萬三千五百息，測得營氣一天循行五十周。

• **營氣第十六：**說明營氣行走十二正經脈之路線。

• 脈度第十七：說明二十八條所謂「大經隧」氣脈之長度。

• **營衛生會第十八：**說明營衛氣之道，還有三焦之所出。

• 四時氣第十九：說明四季氣有不同，針灸如何配合。

【第五卷】

• 五邪第二十：說明邪氣入五臟之病症及如何用針之法。

• 寒熱病第二十一：說明寒熱病症狀及用針之法。

• 癲狂病第二十二：說明癲狂病症狀及用灸之療法。

• 熱病第二十三：說明熱病之各種症狀及用針之療法。

• 厥病第二十四：說明各種厥病之症狀及用針之法。

• 病本第二十五：說明按病之不同而決定先治本或治標。

• 雜病第二十六：說明各種雜症徵候及用針之法。

• 周痹第二十七：說明痹病之症狀及用針之法。

• 口問第二十八：說明一些生活上小毛病之症狀及用針之法。

【第六卷】

• 師傳第二十九：說明黃帝師傳的心傳要訣，如何從人體外形審度五臟六腑。

• **決氣第三十：**說明精、氣、

津、液、血、脈等六氣之定義及氣若不足之症候。

- 腸胃第三十一：說明消化系統之尺寸容量。
- 平人絕穀第三十二：進一步說明腸胃容量，最晚七日裡面的食物將消化殆盡，故七日不食則亡。
- **海論第三十三**：說明人體內四海之情況。
- 五亂第三十四：說明治五亂之用針法。
- 脹論第三十五：談脹氣。
- 五癃精液別第三十六：談飲食產生之五種體液。
- 五閱五使第三十七：說明由五官察五色可探知五臟疾病。
- 逆順肥瘦第三十八：由膚質體態談用針之道，後段說明經脈氣行順逆方向。
- 血絡第三十九：談針刺於絡脈而出血之現象。
- 陰陽清濁第四十：談血氣清濁及如何用針。

【第七卷】

- **陰陽繫日月第四十一**：說明足十二經與十二月地如何對應，又手十經如何與日十天干對應。
- 病傳第四十二：談大氣入臟，致死不致生之情形。
- 淫邪發夢第四十三：乃內經解夢之論述。
- **順氣一日分為四時第四十四**：前段談病況在一日之內通常也會有如四時之變化，後段言五臟因五變而對應有五五二十五輸之針刺法則。
- 外揣第四十五：黃帝問針道無窮，如何雜之毫毛渾束為一。
- 五變第四十六：言同樣因邪受病，但所引發之病症因個人體質而異……。
- 本藏第四十七：說明五臟六腑功能，並從臟腑形性觀察人的體質個性及可能生之病……。

【第八卷】

- 禁服第四十八：黃帝傳授年輕臣子雷公九鍼以外之禁傳偏方醫術，並要其發誓不得外洩……。
- 五色第四十九：為內經之面相術，從五官五色可觀出病況。

●論勇第五十：從生理剖析勇士、怯士之分在於肝、膽組織結構不同。

●背輸第五十一：說明五臟所對應在背脊旁之輸穴，可用灸艾，不宜針刺。

●**衛氣第五十二：**除點出衛氣之所出，還說明六經之本與四大氣街。

●論痛第五十三：談體質與針砭藥毒之耐受度。

●**天年第五十四：**談人生百歲血氣由興而盛而衰，乃至終去之過程。

●逆順第五十五：談氣之逆順，脈之盛衰，刺之大約。

●**五味第五十六：**說明五穀、五果、五畜、五菜、五色所對應之五味。

【第九卷】

●水脹第五十七：說明水與膚脹、鼓脹、腸覃、石瘕、石水之別。

●賊風第五十八：說明病皆因風邪，或新受或舊滯，不須問於祝巫鬼神。

●衛氣失常第五十九：此篇伯高教導黃帝，從外形進一步瞭解病人內部結構，才知如何用針治病。

●玉版第六十：歧伯以用兵比喻用針之道，進而談病之順逆與如何治病。

●五禁第六十一：談用針之五禁、五奪、五逆、九宜。

●**動輸第六十二：**談手太陰、足少陰、足陽明動而不休之由，以及經絡、氣街雙線相互備用之氣路結構，所謂絡絕徑通，營衛氣流動如環無端，不受邪氣干擾。

●五味論第六十三：說明五味多食所引發之症候。

●陰陽二十五人第六十四：為內經之人相學，依五行五音類分人形，細說二十五類人在外形、個性、體質甚至毛髮多寡長短之不同。

【第十卷】

●五音五味第六十五：續談五音反映眉鬚毛髮之形相，及如何從五臟經脈或五味對應之穀、畜、果來調整五音之失調，最後特言婦人、宦官所以無鬚之原因。

●百病始生第六十六：說明風

雨、寒暑、清濕、喜怒引發疾病之成因。

●行鍼第六十七：說明如何配合脈氣以行針治病。

●上膈第六十八：說明如何針治癰疾。

●憂恚無言第六十九：說明如何針治喉嚨失聲。

●寒熱第七十：說明如何針治寒熱病。

●**邪客第七十一**：先談失眠之醫理和治療偏方，再談人身體與天地之對應，最後又回到鍼道。

●通天第七十二：也是內經人相學，從外形舉止辨別五型人，再據以推斷其筋骨氣血情況，以做為針刺參考。

【第十一卷】

●官能第七十三：先由黃帝在岐伯面前綜合複習針道針術，後來雷公提問如何知道所傳得人……。

●論疾診尺第七十四：說明如何直接按摸手足及從眼睛顏色、血管分布……等瞭解病症。

●刺節真邪第七十五：說明針刺五節、五邪之法。

●衛氣行第七十六：說明衛氣一天五十周，如何逢時候氣以針刺治病。

●九宮八風第七十七：乃內經占卜學，以太乙星入九宮中心宮位之日刮什麼風而占吉凶。

【第十二卷】

●九鍼論第七十八：總論九鍼之道。

●歲露論第七十九：為內經以九宮八風為依據之流行病學理論。

●大惑論第八十：黃帝惑於日常生活中之各式毛病，岐伯為之釋疑。

●癰疽第八十一：說癰疽之病理與各式症狀。

國家圖書館出版品預行編目資料

大家一起來練功：經典中的養生練氣法／許教心著.
-- 初版. -- 臺北市：商周出版：家庭傳媒城邦分
公司發行, 2012.04
面；公分. -- (商周養生館；31)
ISBN 978-986-272-151-3 (平裝)

1.氣功 2.養生

413.94　　101005237

商周養生館31

大家一起來練功：經典中的養生練氣法

作　　者／許教心
企劃選書／林淑華
責任編輯／林淑華
編輯協力／葛晶瑩

版　　權／黃淑敏、吳亭儀、邱珮芸
行銷業務／周佑潔、黃崇華、張媖茜
總 編 輯／黃靖卉
總 經 理／彭之琬
事業群總經理／黃淑真
發 行 人／何飛鵬
法律顧問／元禾法律事務所王子文律師
出　　版／商周出版
台北市104民生東路二段141號9樓
電話：(02) 25007008　傳真：(02)25007759
E-mail：bwp.service@cite.com.tw
發　　行／英屬蓋曼群島商家庭傳媒股份有限公司城邦分公司
台北市中山區民生東路二段141號2樓
書虫客服服務專線：02-25007718；25007719
服務時間：週一至週五上午09:30-12:00；下午13:30-17:00
24小時傳真專線：02-25001990；25001991
劃撥帳號：19863813；戶名：書虫股份有限公司
讀者服務信箱：service@readingclub.com.tw
城邦讀書花園 www.cite.com.tw
香港發行所／城邦（香港）出版集團
香港灣仔軒尼詩道235號3樓_ E-mail : hkcite@biznetvigator.com
電話：(852) 25086231　傳真：(852) 25789337
馬新發行所／城邦（馬新）出版集團【Cite (M) Sdn Bhd】
41, Jalan Radin Anum, Bandar Baru Sri Petaling,
57000 Kuala Lumpur, Malaysia.
電話：(603) 90578822　傳真：(603) 90576622

封面設計／林曉涵
美術編輯／林曉涵
內頁插畫／黃建中
印　　刷／凱林彩印股份有限公司
經　　銷／聯合發行股份有限公司 電話：(02) 2917-8022 傳真：(02) 2911-0053

■2012年4月5日初版
■2020年11月17日二版
Printed in Taiwan
定價340元

城邦讀書花園
www.cite.com.tw

 ISBN 978-986-272-151-3

廣　告　回　函
北區郵政管理登記證
北臺字第000791號
郵資已付，免貼郵票

104　台北市民生東路二段141號2樓

英屬蓋曼群島商家庭傳媒股份有限公司城邦分公司　收

請沿虛線對摺，謝謝！

書號：BUD031X　　書名：大家一起來練功（改版）　編碼

請於此處用膠水黏貼

商周出版

讀者回函卡

謝謝您購買我們出版的書籍！請費心填寫此回函卡，我們將不定期寄上城邦集團最新的出版訊息。

姓名：________________

性別：□男　□女

生日：西元________年________月________日

地址：________________

聯絡電話：________________ 傳真：________________

E-mail：________________

職業：□1.學生 □2.軍公教 □3.服務 □4.金融 □5.製造 □6.資訊
□7.傳播 □8.自由業 □9.農漁牧 □10.家管 □11.退休
□12.其他________________

您從何種方式得知本書消息?
□1.書店□2.網路□3.報紙□4.雜誌□5.廣播 □6.電視 □7.親友推薦
□8.其他________________

您通常以何種方式購書?
□1.書店□2.網路□3.傳真訂購□4.郵局劃撥 □5.其他________

您喜歡閱讀哪些類別的書籍?
□1.財經商業□2.自然科學 □3.歷史□4.法律□5.文學□6.休閒旅遊
□7.小說□8.人物傳記□9.生活、勵志□10.其他________

對我們的建議：________________

____

____

____

____

請於此處用膠水黏貼